〔荷兰〕格尔特·贝廷格 Geert Bettinger 著
周呜呜　包通法　主译

静中有动：问题行为之我见

Moving on by standing still

A different view of 'problem behavior'

中国健康传媒集团
中国医药科技出版社

图书在版编目（CIP）数据

静中有动：问题行为之我见 /（荷）格尔特·贝廷格（Geert Bettinger）主编；周鸣鸣，包通法主译．—北京：中国医药科技出版社，2019.7

ISBN 978-7-5214-1178-2

Ⅰ．①静… Ⅱ．①格… ②周… ③包… Ⅲ．①护理学 Ⅳ．① R47

中国版本图书馆 CIP 数据核字（2019）第 089310 号

著作权合同登记：图字 01-2019-4405 号

美术编辑 陈君杞
版式设计 也 在

出版 **中国健康传媒集团** | 中国医药科技出版社
地址 北京市海淀区文慧园北路甲 22 号
邮编 100082
电话 发行：010 - 62227427 邮购：010 - 62236938
网址 www.cmstp.com
规格 889 × 1194mm $^{1}/_{16}$
印张 12 $^{3}/_{4}$
字数 162 千字
版次 2019 年 7 月第 1 版
印次 2019 年 7 月第 1 次印刷
印刷 三河市万龙印装有限公司
经销 全国各地新华书店
书号 ISBN 978-7-5214-1178-2
定价 60.00 元

获取新书信息、投稿、为图书纠错，请扫码联系我们。

译委会

主　译　周鸣鸣　包通法

副主译　宁松毅　朱瑞芳　吴旻昊

译　者　马海滢　邹　璆　杨小仙　朱丽云
赵春艳　梁永春　吴心雨　俞　玮
王志敏　范维莹　柳许凡　裴　友
顾丽妍　穆会敏　陈　思　王春燕

译者前言

伴随着全球老龄化社会的到来，我国已经成为世界上老年人口最多的国家。应对当前中国不断加剧的老龄化趋势，国内传统的养老护理思路和观点很明显也要与时俱进，须借鉴国内外最先进的经验以全新的视野看待护理，尤其是护理中的“问题行为”。“他山之石可以攻玉”，本文作者 Geert Bettinger 是荷兰埃文斯大学资深讲师，同时也是一名为护理和福利机构提供团队指导的培训师，指导护理人员如何正确面对护理中的“问题行为”。对于护理人员来说，将一个“问题行为”理解为一种信号行为是一种富有积极意义的挑战，他们需要能够创造性地改变自己的想法并且接受新可能性的存在。作者同时也鼓励护理人员反思自己在护理工作中承担的职责。

众所周知，荷兰的“生命公寓”是享誉世界的知名养老机构，由荷兰养老专家汉斯·贝克于 20 世纪 90 年代率先倡导，“生命公寓”主张“快乐养老”，它有三大核心理念：一是“YES”文化，二是泛家庭文化，三是用进废退。“YES”文化认为，愉快的心情是治愈百病的良方，只要是合理的、不是明显对健康不利的，则对老人提出的任何需求，都说“YES”！泛家庭文化指住在生命公寓里的所有人，包括在里面提供服务的医护人员、志愿者等都是大家庭中的一员。用进废退理念则主张鼓励老人做力所能及之事，关注自己所能做的事情，指出“过度护理和没有护理一样有害”。在荷兰的“生命公寓”里，老人不再是静静地被伺候着过日子，直到死亡来临，而是快乐养老，洋溢着生命的张力和芬芳。

本书由无锡太湖学院护理学院和无锡市耘林乐老培训中心共同翻译，无锡市耘林乐老基金会资助出版。本书翻译出版的目的是供所有的护理人员，特别是那些照护无完全自理能力人群的人员作为参考。这些护理人员可能是护工、护士、家人或在校学生，他们可以使用本书的原理及方法，提高被护理人员的福祉。作者认为，我们判定一个被照护者的“问题行为”太过容易，当一个被照护人员的生活依赖一个照护人员的时候，被照护人员的福祉很大一部分取决于照护人员。本书还可以被自我护理人员在自我反馈的时候使用，特别是在护理人员小组讨论的时候。本书既可以作为实践类书籍，也可以作为教育类书籍使用。本书从一个全新的角度来看待照护中的被照护者，书中所有的案例都是真实案例，所以具有非常高的实际操作价值。

同时，本书贯彻了耘林生命公寓三大核心养老理念：“YES 文化，快乐养老”“泛家庭文化”和“用进废退”，为建立符合以上三大理念的养老护理服务标准提供了重要参考。本书也可作为耘林乐老培训中心培训教材，适用于乐老护理人员的职业技能培训。由于译者翻译时间仓促，水平有限，书中难免存在不足之处，恳请广大读者提出宝贵意见，以便及时修订。

译 者

2019 年 3 月

目　录

本书简介

本书是我为那些需要与被护理人（患者）打交道的人们特意撰写的，包括护工、护士、护理师或者是接受相关护理和社会福利培训的学生等，在本书中，该人群将被统称为护理人员。

在我看来，人们很容易发现被护理人出现的“问题行为”，但这些行为并不能完全反映他们的真实情况。我发现，进一步去理解引起他们该行为产生的背景是一项更加有趣的挑战。被护理人遇到问题时往往无法或是不敢用言语表达，因此，他们经常“不得不”以自己特有的方式来要求别人注意到这些问题。在本书中，我详细地叙述了如何对待以及协助这些被护理人。当他们用自己的行为来传达信息时，我们应该先停止手中的事情并且用心去关注他们。

本书适用于护理实践和教育方面的同行评审会议。书中强调的不仅包括识别出的被护理人情况，还包括如何在必要时改进这些情况。本书的撰写是基于生活中的真实案例（姓名已用化名），其中，大多数章节中所反映出的问题可以帮助读者反思日常护理实践，从而进一步思考自身行为。为强调我的观点，本书中的某些主题会重复出现。

撰写本书的初衷与我过去的生活密切相关，书中的第一章涉及这一点。我在儿时曾经遭受过虐待，过去的经历所带给我的困惑和痛苦，使我更多地偏向于寻求“负面”

关注。那段时期，我无法与别人谈论某些事情，只能通过表现出很多“问题行为”来求得他人的关注。因此，我经常求助于外界，想告知他们自己有一些不对劲，但往往都被误解了。

许多被护理人都“消极地”要求大家去关注他们，这也是我特别关心的一个领域。在本书中，我并没有提供现成的解决方案，事实上也不存在。我只是想提供指导思路，以便更好地处理被护理人所遇到的困难。在本书中，我试着成为他们（被护理人）的“声音”，因此，书里所有章节的标题都是从被护理人的角度出发，以便护理人员了解。

我们应该有意识地停下自己的脚步，专注于这些被护理人，以便更好地理解他们所表达的信号，从而取得进展。

Geert Bettinger

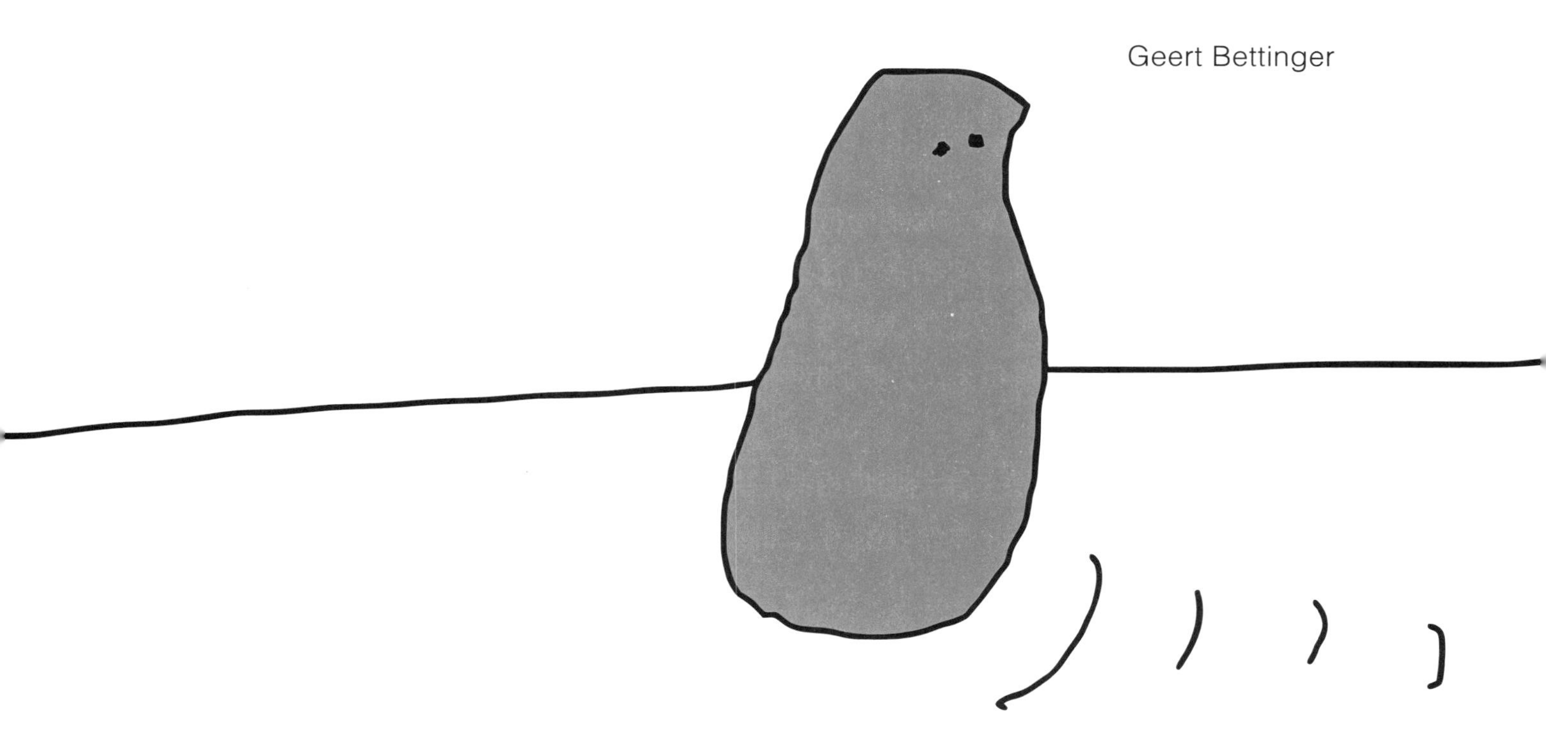

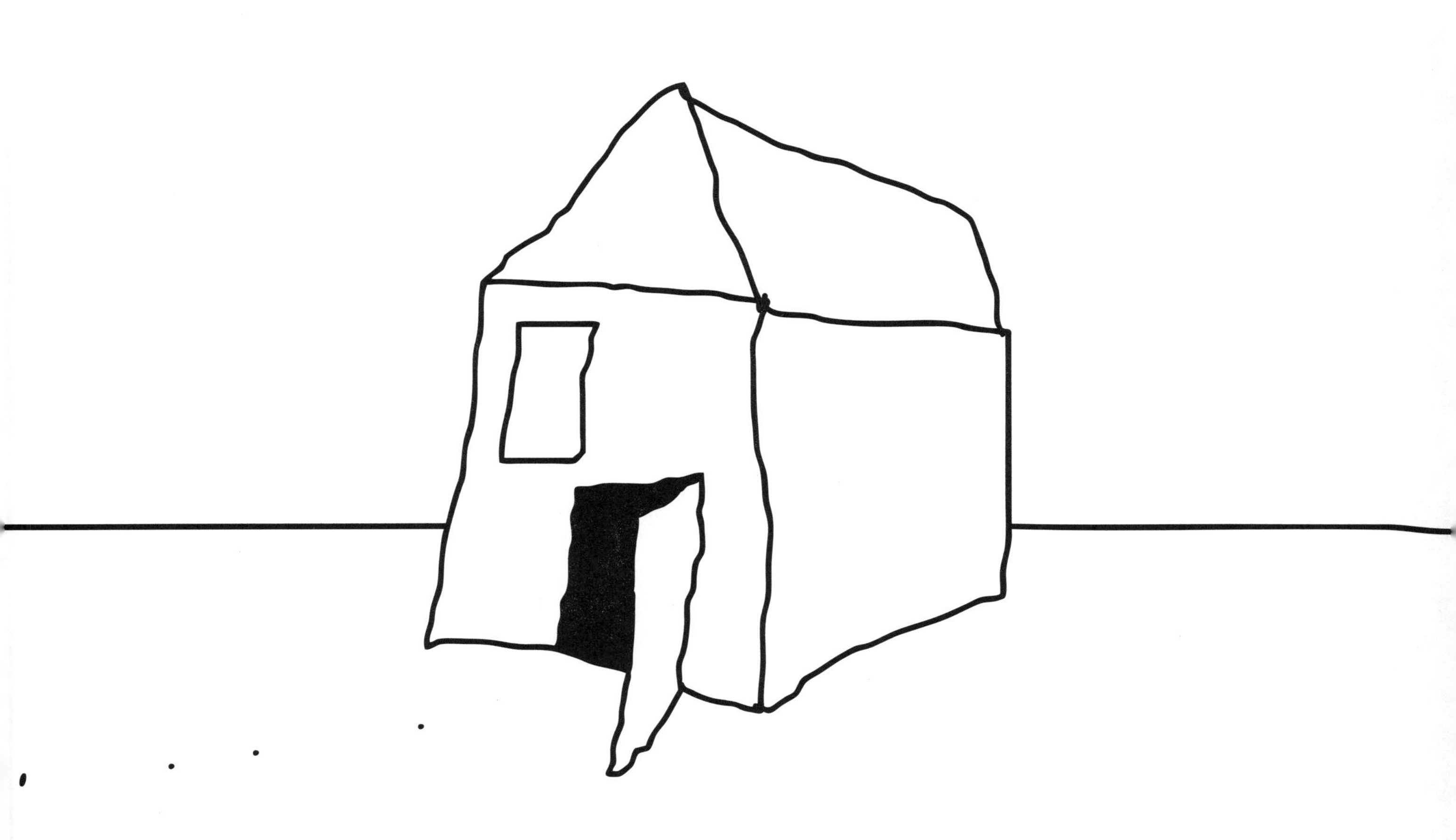

我曾经是个问题儿童

在我童年的记忆里，印象最深刻的就是大人们常说我在家里是一个问题儿童。但在外面，我却不这么觉得。小时候，我还不太懂得父母对孩子的看法有多么重要，直到如今我才明白，父母的误解和评价会影响到孩子成长。

小时候，我和父母住在荷兰的埃因霍温，我的祖父、祖母、舅舅和舅妈住在林堡。在五六十年代，对一个家庭来说，拥有一辆小轿车是一件很了不起的事，我们家就有一辆，我们全家人经常一起开车去探望祖父母。

我的祖父是个裁缝，祖母是一位甜品师，我觉得这两个职业都非常了不起。摆满好吃的糖果和甜点的面包店对孩子总是有着特别的吸引力。因为祖父母住的地方离埃因霍温很远，所以我们经常要在那里小住，假期里也要住上几天，我喜欢和他们在一起。至今我还记得祖父盘腿坐在一张大桌子上为顾客量体裁衣的美好场景。在面包店里，我也度过了许多快乐的时光。那里有现烤的面包，有水果和鲜奶油装饰的蛋糕和馅饼，是个让人感到幸福的地方。有时候，我会帮舅舅一起外送面包，他也会奖励我，这使得我的送外卖之旅更加愉快。我有好几个舅舅在面包店工作，其中阿里舅舅与众不同，他总能讲出精彩有趣的故事，虽然很多故事现在回想起来都太过夸张，但是，直到今天，我仍记得他讲故事时家人们放声大笑的场景，大家都喜欢他。

但实际上，阿里舅舅根本不是一个好人，除我之外没有人发现这一点。在公开场合，他表现得很喜欢我，但是只要是和他单独在一起的时候，他就对我很野蛮、很粗鲁，并且经常从心理和生理上虐待我，现在回想起来，他应该是一个施虐狂和自恋狂患者。

阿里舅舅知道如何俘虏孩子们的心，能用各种新奇的东西吸引孩子们，就连我的父母也会被他逗笑。在被阿里舅舅虐待之后，我虽然感到了无比的困惑和孤独，但回到面包店和汉克舅舅说话时，我装得好像什么事也没发生过一样。

阿里舅舅在面包店负责装饰蛋糕，他经常从罐子里拿鲜奶油给我吃。那天在被他性虐待之后，他还像往常一样把一大块奶油直接挤进我嘴里。在之后的几个月里，我没有再去回想那天在浴室里被虐待的事。

回到家后，一切如常。我的母亲经常生我的气。在我遭受舅舅虐待之前，她就经常说我是个让人头疼的孩子，觉得我很难相处。我有时候会趁她不注意从她的夹克口袋里偷钱买糖果吃。现在才意识到，我买糖果其实是补偿自己的痛苦、悲伤和不安。

在青少年时期，我变得更加叛逆，总是和妈妈吵架，经常受到妈妈的惩罚，导致我多次离家出走。我经常去一个阿姨家，她的儿子是我的好朋友。我在她家很受欢迎，我觉得这个阿姨才是我真正的“母亲”。有一次，我正准备告诉她阿里舅舅虐待我的事的时候，她先跟我提起她在管教自己的孩子方面以前也存在许多问题，但受到了阿里夫妇的帮助，现在好多了。从那以后，我选择把这一切都埋在心里。在同学和朋友的面前，我装成一个更加“开朗的少年”，我经常放声大笑，也爱开玩笑，热衷于参加各种派对。但是在家里，我就变得截然不同，时常感到沮丧和难过。这种双重性格让我感到非常的痛苦，尤其是晚上躺在床上的时候，这种痛苦的感觉非常强烈。

我与母亲的关系一直不好，这源于我刚出生的体弱多病。我在两岁前一直是医院的常客，母亲为此感到非常焦虑。我现在才明白，这种焦虑的状态会导致“母子关系”的恶化。我的父亲也一直对我缺乏关心，每次他下班回家，母亲就会向他汇报我当天的表现，抱怨我是多么的难管教，这让我很心烦意乱。父亲对我特别冷漠，他觉得我应该对我的母亲更好一点，因为她管教我已经够辛苦的了。我的两个兄弟姐妹也从来不会关注我发生的事情，他们或许认为有没有我这个害群之马做兄弟都无所谓。因为这一点，他们也比我更少受到苛责。

我的妻儿也只知道我近五六年的事。两年前，我才告诉了我的兄弟姐妹们。我的大哥当时告诉我，他知道我四岁的时候可能也被邻居虐待过。然而我压根儿想不起来这件事。对此我感到非常震惊，即使我对此没有真正的记忆，这也让我很难过。我问我的父母是否知道这件事、他们当时是怎么处理的，哥哥告诉我，父亲对那个邻居非常生气。有时我会扪心自问，这两件事中到底哪一件更糟糕，是知道有个舅舅曾经虐待过自己，还是不知道小时候邻居对自己做过些什么。这一切令我非常困惑，我很想找个合适的机会尽快对我妻子说这些事。几年后，阿里舅舅自杀了，那时我正是一名儿童虐待受害者顾问。我把一切都藏得很深，甚至连他的自杀对我都没有任何触动。某一天晚饭后，我突然告诉了妻子我的痛苦经历，我直言不讳地说：“我是一个儿童时期虐待受害者，现在我不想再谈论它了。”从那以后，我就再也没有谈论过这件事。实际上，我是否能准确地描述这件事并不重要，重要的是它确实发生过，并对我的童年产生了很大的影响。即使是现在，作为一个成年人，痛苦的记忆有时也会不经意地浮现在眼前。

我为什么要将自己的故事写进这本书里？因为我现在才幡然醒悟，即使我从未讲过这个故事，曾经的我也一直在向外界发出许多异常的信号。我在家很难相处，在外却是个活泼开朗的孩子。独自一人的时候，我常感到抑郁；在大街上、在学校里，以及和朋友在一起的时候，我又像个小丑一样欢乐。因为有过这段经历，所以每当听到有父母、老师、领导或者护理工作者说“某某孩子、学生、病人或老年痴呆病人真笨！我觉得他的行为很糟糕！他总是出问题！”时，我仍会深感不安。我的个人经历导致我听到人们以这种方式谈论问题时，就会觉得不妥。在这本书中，我想要表明的是，简单地把别人当作麻烦，并不会对事情的发展有所改善，反而还会适得其反。

继续以这种消极的方式看待事物，被护理人有可能会做出更多极端的行为。然而，当我们把这些问题行为看作是痛苦、悲伤、恐惧和不安的信号时，我们就有机会真正接触到他的内心，真正与他建立关系。通过真诚的关心与深入的接触，才能更好地帮助他解决深层次的问题。如何知道哪个信号代表哪种问题呢？我自己当初表现出两个完全不同的信号：很难相处和活泼开朗。我将在本书中深入探讨这个问题。

最后，还有一个很重要的原因让我决定把个人经历写进本书：许多依赖护理的患者并不能简单地用语言来准确表达他们的生活出现了什么问题或是正在经历着什么异常，他们必须通过发出信号来讲述他们的“故事”。护理人员如果能以一种“倾听”方式对待他们，或许能使他们更好地表达出来。

反思题

1. 读完我的故事后，你有什么想法?
2. 为什么阿里舅舅私下里虐待我，而不是在公共场合?
3. 你对阿里叔叔的双重性格有什么看法?
4. 你能想象我为什么不把阿里叔叔虐待我的这个糟糕经历告诉父母吗?
5. 在什么样的情形下我们能说出一切?
6. 你能理解我为什么在外面是一个快乐的孩子吗?
7. 你能想象一个孩子不谈论他生活中遇到的问题的痛苦吗?
8. 你曾经谈论过被护理人的“问题行为”吗?

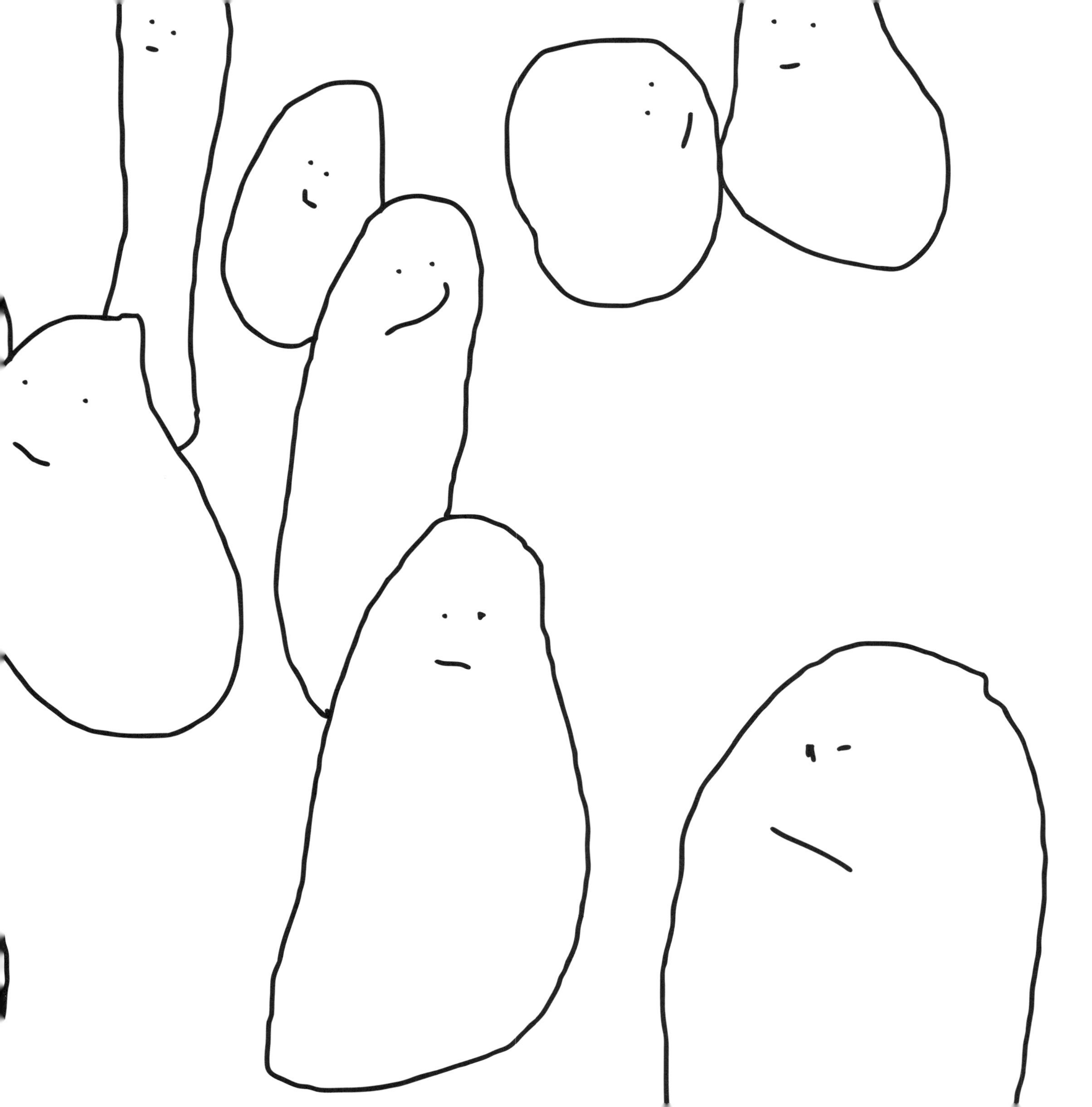

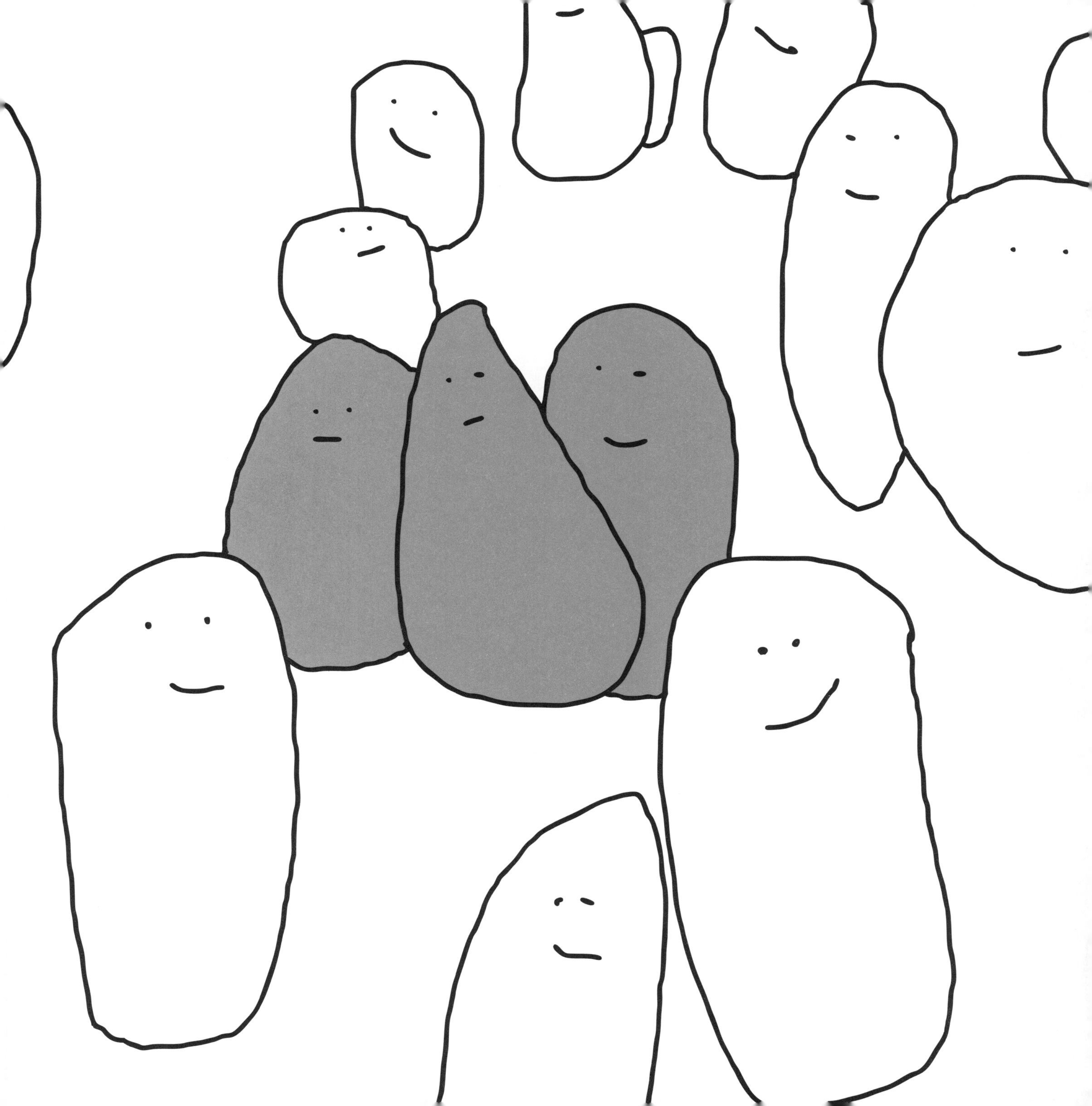

孤独感在很多被护理人身上都很常见，他们常常会感觉自己被误解并且找不到解决问题的方法。孤独这个词有很多含义，我这里要详细叙述使我感触最深的两层含义。

第一层含义：被“其他人”孤立的感觉。

这层含义主导着我的想法。这些“其他人”是谁?是其他人把别人孤立了吗?如果是，那么他们为什么要这么做?有人孤立自己吗?为什么?把自己孤立起来是人类的基本需求吗?如果是的话，难道不是每个人都是依附于社会的人吗?

父母和孩子之间的安全依附从孩子出生那一刻就开始了。孩子会出于本能的索取，母亲会不潜余力地喂饱孩子。然而，关于描写这种依赖关系发展不顺利的文章很多。每个人都想要依赖，换句话说，每个人都在寻求安全感。缺乏安全感的人很难有大的发展，孩子缺乏安全感会不利于生长发育。

回到我的问题“谁孤立谁?”，在我看来，毫无防御能力的孩子是不会将自己孤立起来的，只有父母或监护人能将孩子孤立。如果孩子没有任何的索取，那就太反常了，甚至可能会有生命危险。在这里，我并不是想追究是谁的错，有时候也有可能是父母或监护人无能为力，但如果通通归咎于此，我们只会被蒙蔽得更深，离正确的方向越来越远。

因为婴儿说不出话，所以他不得不发送信号，而哭泣则是婴儿的主要信号。出于本能，父母或监护人对婴儿的哭泣会很警觉。他们往往会通过观察孩子去发现并解决问题。比如，孩子盖的毯子够暖和吗，会不会着凉，是不是饿了，有没有打嗝，是不是肠绞痛，有没有受伤，是不是尿床了，是累了还是要人哄了等。

通常都能很快发现问题并找到解决的办法，问题解决了孩子也就不哭了。可是如果问题没解决，孩子就会继续哭泣或喊叫，迫使我们赶紧想其他办法并采取行动以终止这一糟糕的状况。

举一个“爱哭鬼”的例子。婴儿通过哭泣发出信号，使家长去发现可能的问题并解决，但结果是婴儿没有停止哭泣，无论父母做什么，婴儿还是不停地哭。这是婴儿缺乏安全感的表现，通常会使父母焦虑不安，倍感压力，从而会进一步寻找解决方法。比如父母会把婴儿带到医院，让医生进一步检查，总之，婴儿不停哭泣是为了把所有人都调动起来解决他的问题。在大多数情况下，最终会找出婴儿哭泣的原因。由此可见，父母对于情况的不安，是婴儿持续哭泣的重要原因。

有时候，父母的负面情绪会使得婴儿哭得更厉害，这就形成了一个恶性循环。只有父母保持冷静，或者有其他人暂时照顾婴儿时，这一恶性循环才会被打破。所以，我们不应该忽略孩子的每一个信号。

尽管人们尽一切努力去确保孩子发出的信号能被及时发现，但有时候还是无能为力。孩子只有被转移到一个安全、熟悉的环境中，他的那种不安全感才会消失，才不再感到孤独。

孤独的第二个含义：期望与现实的差距。

婴儿可以感受到这种差距，但并不能理解这差距。同样，患有严重心理发育障碍的人或处于老年痴呆症晚期的人也是如此。“期望的接触”是个抽象的概念，而上述人群却很难有抽象的思维。他们不用言语，而是通过语言信号（例如尖叫）和非语言信号（如严重不安）来表达自己的感知。最重要的是，我们能及时接收到这些信号。如果我们能做出正确的反应，他们会感到被理解，并停止发送信号。

依赖护理时间长达两年以上的患者或许在特定时候能准确地表达出谁能以及谁不能给他提供安全感，但这并不意味着他们总是有办法避免不想要的接触。有时候想到并不代表能做到。他们不用言语表达，也就无法让别人知道自己的问题，这也意味着他们会落入孤独的深渊。

通常情况下，他们感到被误解是因为太过依赖自己所能支配的信号。孤独时，他们很少使用“哭泣”这一最基本的信号，而是主要采取一系列的“问题行为”来表达自己。在之后的章节中，我会对此进行详细描述。

反思题

1. 你是如何理解孤独的?
2. 孤独和“独处”对你来说是一样的吗?
3. 你曾经孤独过吗?
4. 你是否在你生活的环境中表现出过孤独?
5. 你的周围有孤独的人吗?
6. 被护理人比护理人员更容易感到孤独吗?
7. 你认识孤独的被护理人吗?
8. 他们的孤独与你的行为有关吗?
9. 你能防止你的被护理人感到孤独或者最终被孤立吗?

我想要表达什么？

这一章的标题也可以替换成“是信号而非问题”。问题的定义有很多，我想先从本人最感兴趣的那一种开始说起，那就是“实际情况和理想状态之间的差别”。

很多社会医疗机构经常讨论“问题行为”。他们经常会用到这样的描述：这些是有着严重行为问题的患者。在更大的机构中，甚至存在着专门应对“问题行为患者”的特殊科室！这些机构将人们眼中的问题患者通通拒之门外，他们为什么要这么做？我认为是时候探讨一下这个问题了。

有关“问题儿童”和“难相处的儿童”的教育问题已经讨论了多年。但实际上，起代号或标签化这些儿童会使情况变得更加糟糕。贴标签强调的是我们认为有问题的“负面”行为，那么标签下的每个独一无二的孩子由谁来关注呢？

为什么我们要急不可耐地给他们贴上“问题行为”这样的标签，而不去反思、不去追述问题行为的来源呢？当我们轻易地说出“这是一个孤僻的孩子”，我们对这个孩子又到底了解多少呢？我们对此知根知底吗？这对孩子未来又意味着什么？会产生多大的影响呢？

这说明，我们根本没有在解决问题，反而是在给这些孩子强加标签。我们谈论这些孩子时，从来没有考虑过父母或监护人有没有相应的过失。当然，这并不意味着父母要为孩子的问题行为负责，而是提醒父母不要轻易地责怪孩子。“孤僻”对一个孩子意味着什么？实际上这往往意味着，家长或监护人甚至专业人士都很难影响或纠正孩子表现出来的问题行为。

为什么说家长很难影响这类孩子的行为？根据我的经验，这主要是因为我们并没有充分正视并发掘“问题行为”的起因。不了解问题起因，就无法找到行之有效的解决办法。所以说，“问题行为”应该成为下一步研究的起点，而这样的孩子绝对不应该被贴上“孤僻、笨拙、有问题”的标签。我们应该积极引导他，把“问题行为”看作一种信号，这才是对被护理人的人文关怀与尊重。这样做的话，我们也能更进一步地挖掘问题行为的起源。

问题就像迷雾，容易产生各种阻力，而信号则可以指引我们前进的方向。因此，我们需要仔细观察信号的含义。这种观察对我们的要求很高，因为我们总是很难理解被护理人发出的信号——这些信号总是令人难受、心烦、愤怒，我们的第一反应就是强行制止它。换句话说，一旦被护理人的行为异常，我们就强迫被护理人调整到我们认为正常的行为。我觉得这种处理方式是极其错误的。

我们必须解决的一个重要问题是：如何准确判断被护理人要发出这样的信号的原因？当然，这个现象看起来很奇怪：被护理人如果有问题行为，被护理人首先要解决我们遇到的问题，即他们必须停止恼人的行为。我相信，我们必须尽量解决自身的问题。实际上，我们经常听到这样的话：“你这样做给我带来了麻烦，所以你必须做出改变，不要再继续制造麻烦了。”换句话说，“你得给我传递明确的信息，不要造成我的负担。”那么，如果被护理人的意思不明确的话，我们如何才能恰当地帮助他？有这样一个案例，一位被护理人只要稍受刺激，便踢开一切妨碍他的事物，我们就称之为“问题行为”。那我们的问题又是什么？我们不喜欢他这么做，仅仅是因为他可能会破坏东西，而我们想要他停止踢东西。如果他停止了这种“问题行为”，那么我们就心满意足了。相反，如果我们将其看作是被护理人想要向我们倾诉的信号，那我们就会把这种行为看作是被护理人的一种沟通方式，而不会单纯地去谴责它。如果我们能理解信号的意思，我们就可以帮助他。换句话说，他踢东西的行为何尝不是一件好事。

问题儿童、有心理发育障碍的成人以及有痴呆症的老年人，他们即使意识到哪里有问题，其行为依然看起来怪异。这些被护理人显示出的“问题行为”其实是一种信号，这种信号时强时弱。信号的接收者也就是护理人员的能力决定了这一信号能否通过正确的方式传递。为什么有的人是直接告诉我们发生的事情，而有的人却用发出信号的方式向我们传达这些事情？这个问题不容易回答。被护理人为什么发出我们显然很难接收的信号？这是复杂的，我们稍后会再讨论。

在本书的第一章，我“返程”去往童年。最终，这些个人经历变成了我内心最深层次的动力源泉，它使得我能对被护理人发出的信号保持高度敏感。简而言之，依赖护理的患者很有可能会表现“问题行为”。

我最希望看到的是，我们能够将问题行为看作被护理人发出的一种信号。为什么有人用不同的方式来显示所发生的事情而不是用话语来表达，这里有几个原因。

- 有些被护理人不会说话或者不能用适当的言语表达

年幼的孩子、因病情心理发育年龄折合只有 0~4 岁的患者以及老年痴呆症患者，均无法用语言表达。患有获得性脑损伤（ABI）或失语症的人也往往找不到合适的话语。

- 有些被护理人的表达并没有被认真倾听

以下情况屡见不鲜，譬如说有一位被护理人如实地说出了在他身上所发生的遭遇，但其他人并没有选择立即相信。在这种状况下，护理人员通常的反应是“这不可能是真的”。如果被护理人被告知没人相信他，他将会以不正常的“问题行为”方式来强烈要求人们关注他的问题。

- 有些被护理人很少相信别人或者完全缺乏信任感

对一个需要依赖别人护理的患者来说，选择信任可能会是一件很复杂的事情。“你可以信任我”，这样的承诺对于对信任他人感到害羞的孩子或被护理人来说简直就是一张空头支票。没有人知道对于他们来说，信任一个陌生的成年人有多难。

- 有些被护理人担心自己的表达会带来不好的后果

如果有人说出自己的遭遇，这可能会意味着某些严重的后果。此外，这种恐惧可能源于以前的经历（譬如犯罪经历），或是他一旦开口便会受到威胁，这在一些被护理人的悲惨经历中十分常见。我将在后文详细地说明这一点。

- 有些被护理人刻意去隐瞒以往的一些深刻经历

这些经历通常是惨烈的、痛苦的或可怕的，以至于选择隐瞒是他们继续生活下去的唯一方式。选择性“遗忘”已经成为拥有创伤经历的患者得以幸存的常见方式。

案例研究

树

弗利特先生，86 岁，患有老年痴呆症（早期）。

他住在一家大型护理院的护理部。一开始，他总是朝着走廊里的植物小便。当然，这是禁止的，因此人们移走了这些植物。从那以后，弗利特先生就更频繁地在走廊的角落里小便，他也总是因此而受到责骂。最终他生气了，脾气暴躁地扔掉帽子，然后一路骂着脏话走回房间。团队决定给他用失禁垫，因为植物被移走后，需要拖更多次的地，这就产生了额外的脏活，而且其他的被护理人也深受打扰。刚开始使用失禁垫，他就开始抓狂，变得更加咄咄逼人，并和护理人员打架。总之，在护理部，这是一个令人不快的状况，尤其是对弗利特先生而言！我们和团队开会讨论，来反思他的行为以及我们对此需做出的反应。

- 这里的问题是什么?

  弗利特先生不在厕所小便，而是朝着植物或在走廊的角落里小便。

- 对谁来说这是个问题?

  除了弗利特先生之外的所有人。

- 谁应该改变他们的行为?

  弗利特先生没问题，他不需要改变。这主要是护理人员的问题，他们必须做出改变。

我建议团队开启创新思维，打破思维定式。如果对他来说在走廊的角落小便不是个问题，那么我们如何才能满足他的这种需求，同时确保护理人员不再因此有额外的工作呢？采取了这种思维方法，大家交谈得都很热烈。直到有一位参与者问道，“他在家时从不在走廊小便，为什么在这儿不用厕所呢？”

我们重新检查他的档案之后发现，原来他以前是个农民！这一信息是得出解决问题方案的开端。因为农民在户外工作，习惯于在外小便。即使他现在生活在封闭的病房，他也没有觉得和以前有什么不同。在他看来，他还是个农民。当他在房间外需要小便时，他就会朝着植物或是在角落里小便。

最后，护理人员终于想出了一个解决问题的特殊办法。他们在一大块胶合板上画了一棵 2.5 米高的树，在树上挖了一个圆孔，圆孔后面放了一个水桶，然后把它放在走廊角落里一个隐蔽的地方。弗利特先生朝着这棵“树”小便，这样他的尿就从洞里穿过去流进桶里。他尽可能的精确瞄准，每一次成功，他都感到无比骄傲。

因此，护理人员、其他被护理人和范・弗利特先生的问题都解决了！他不再小便失禁，也不再生气，他的行为被完全接受。

反思题

1. 你对“难相处的”被护理人的印象如何?
2. 你眼中的“问题儿童”是什么样的?
3. 你对“问题行为”的看法和你的同事有差异吗?
4. 你如何称呼有“不同”行为的被护理人?
5. “是信号而非问题”也可以作为本章的标题。你能发现这两个概念之间的根本区别吗?
6. 关于为什么有人通过行为传递信号，我描述了五个原因。你能在被护理人身上辨认出来吗?
7. 为什么弄清问题很关键?
8. 为什么说弄清谁是问题主体很重要?
9. 你对弗利特先生的案例有何看法?
10. 你在工作中遇到过类似情况吗?
11. 有种说法叫作“患者发狂是个明确的信号”，你如何看待这种说法?

我是目标群体吗？

通过对人进行分类，我们不会再把他们看作是独一无二的个体。如果护理人员被问到他们所服务的目标群体有哪些，答案如下。

- 痴呆症患者，老年痴呆症患者，重度痴呆患者，阿尔茨海默氏症患者，科萨科夫综合症患者。
- 行动障碍（高、中、低度）患者，严重残疾者，智力残疾者，自闭症患者，行为问题者，严重行为问题者，难管教者，获得性脑损伤患者。
- 有问题的年轻人，有行为问题的年轻人，有扰乱性攻击性行为的年轻人，攻击性强的年轻人。

想到“目标群体”这一术语，我头脑中的橙色预警立刻会变成红色预警，并且注意到自己变得有点叛逆。我不想让大家太轻易使用“目标群体”这个词，它极易忽略被护理人个体的特征、背景、需求和其他问题。自然而然地，“目标群体”意味着我们几乎无法区分这个群体中彼此独立的个体。这就提醒护理人员需要格外警惕！只有一个例外：在没有人请求帮助或需要护理的情况下，我认为把一群人称为“目标群体”是没有问题的。比如球迷、零售商、代理商和汽车销售员，这些人也都是一个个体，但与依赖护理的患者不同，在这些目标群体中，没有人经历过个人“伤害”。

如果你说起为痴呆症患者服务，你的意思其实是为“疾病”服务。如果你提到为中度残疾人服务，你实际上是为有心理发育障碍的患者服务。“中度”实际上是什么意思？它到底指的是什么？没人理解你的意思，甚至你自己都不明白这是什么意思！假如你说你为“有扰乱性攻击性行为的年轻人”服务，人们会怎么理解呢？同样，他们不会去理解是什么意思。另外，如果你对自己的工作还不清楚，你身边的人怎么能明白呢？“目标群体”这一术语几乎没有提到个人的情况，对个人的求助说得就更少了。

将你的被护理人分类是有“风险”的。例如，乱伦的定义是某人与自己未成年的子女、继子女或寄养儿童、被委以照顾、指导或监督的学生或被监护人发生的不雅行为。确切地说，我自己属于乱伦受害者目标群体。我和其他乱伦受害者之间唯一的相似之处就是“乱伦”这一术语。当然，人们对乱伦受害者可能的经历、感受和表现有着某些普遍的观点，在此基础上已经开发出了几种治疗方法，帮助受害者处理痛苦经历。另一个依然存在的问题是：乱伦受害者的个人护理需求到底是什么？

回到我的个人经历，具体来说只有一个客观事实：格尔特被他舅舅性侵过。你可以通过问题来了解乱伦对他意味着什么：谁是格瑞特？他和他舅舅的关系如何？他是如何经历这种虐待的？他是如何处理的？为什么要这样处理？他认为自己是受害者吗？如果是的话，这对他来说到底意味着什么？他有护理需求吗？如果有的话，他需要什么样的护理？他想要被谁帮助？他不想要被谁帮助？

我知道有很多关于帮助乱伦受害者的书，但没有一本书是写如何帮助格瑞特的。我不想被看作是一个群体中的成员，我想被当作一个独立的个体来对待。每个人都是独一无二的，每个人都需要独特的方法。一旦我们选择忽视这点，那么几乎没有人能得到实际的帮助。然而，对于整个被护理人群体来说，从来就没有单一的护理需求，我认为详细叙述这一点很重要。

我最近参加了一家疗养院的会议，参会的有医生及护理人员，主题是“分科或小型科室”。在会上，一位参会者提出以下观点：“老年痴呆患者在一起组成小组很好，因为这样我们可以更好地帮助他们。”“他们”是什么意思，“他们”指的是谁？是老年痴呆症患者？难道他们没有个人需求、背景、社会环境和问题吗？

我们没有花足够的时间将“他们”当作独立的个体来看待。在我国，我们只是简单地组织起来，使他们不得不生活在一个群体中，“他们应该感到高兴的是，护理多达 30 名患者的科室正在慢慢消失。”小型科室意味着团队中最多为 10 名患者服务。现在我们是否必须对每一位新被护理人说：“欢迎来到痴呆症小组，来到这儿意味着你们要告别独立的个体，告别你的个人需求和问题。”不，这不应该是我们的理念！对于健康、独立的人来说，最大的恐惧是一旦他们踏进“医疗保健世界”，就有可能失去他们的个人品质、技能、欲望、需求、担忧及喜恶。个人突然成了目标群体。

“时间太少”是忽视被护理人的一个借口。对被护理人的关注不过是不厌其烦地为他人着想，而与时间多少无关。不厌其烦意味着经常停下来，静坐在某人旁边观察。从长远来看，花更多的时间站着不动反而会获得更多时间，或许在一个人身边不动，比专注于他的机能障碍或疾病更加困难。关于治疗、疾病和失调治疗的重要书籍已经有很多，更不用说“精神病学圣经”DSM-5（《精神疾病诊断和统计手册》），它确切地描述了所有可能的精神疾病或精神疾病的特征和症状。此外，每一种疾病都有治疗方法的介绍。是否需要药物治疗？如果是，用哪一种药物？然而，它并没有描述如何具体处理约翰逊先生或者彼得森夫人。如果我们真的想避免依赖护理的患者发出更多的信号，我们必须将他们视为具有特定照顾需求的个体。让我们从十个被护理人开始，一起生活，决口不提目标群体。只说：我为这些人们服务，他们患有某种痴呆症。通过先说“人们”后提疾病或残疾，你清楚地表明你是为人们服务。这种说话方式似乎有些牵强附会，但它显示了你如何与依赖护理的患者感同身受。

如果你问一位护理人员的工作，他可能经常会说，“我在医疗保健业工作”。我的反应总是“要是这样的话该多好啊！”我明白我这样的反应必然会引起人们的惊讶。我的真正意思是护理人员应该更多地坐下来。他们忙碌地穿梭于被护理人之间。期间，他们在巡视被护理人过程中冲好了咖啡，飞快晾挂好了洗完的衣服，匆忙地听完了一个故事，帮助某人去小便，一整天都在忙忙碌碌。“我没有时间坐下来，我管不了，我们人手不足”这些评论经常在医疗保健社会工作中听到，尤其是在病房或是重症监护室。当然，时间不够是个严重的问题，我想是否可以通过招聘更多的员工来解决这个问题。

我非常坚定地相信“停下脚步思考反而有所进展！”如果我们真正地站在一个人的身边思考，我们会更好地了解他，从而可以更好地解释他的行为、更深入地了解他发出的信号的含义。因此，他会更能感觉到被注意和被倾听，也就不需要发送更多的信号，可能会不再大喊大叫。最终这种态度为我们赢得了时间。如果我在团队会议期间提起这个建议，最常见的评论是“格尔特真的不了解我们的情况，他应该在病房转一转，跟我们一起来感受一下我们奔波的一天，而不是说我们需要多坐坐。”对大多数护理人员来说，什么也不做几乎是一种不可饶恕的大罪。他们接受了护理训练，甚至以任务为导向，一切按任务要求工作，“照顾和救护”似乎已写于他们的基因之中。护理员来回奔走使得被护理人继续以其他的方式要求被关注，他们将不得不发出更多的信号来阻止我们。他们的信号向我们表明，我们正在忽略他们及他们更深层次的问题。在被护理人身边站着不动让我们有更多的安宁。这种安宁会使问题更早解决，因此也会给你更多的宁静。

反思题

1. 你与哪个目标群体共事?
2. 被护理人之间有什么相似之处?
3. 请举例说明你如何清楚地向你的朋友们描述你的工作需求?
4. 有人谈到为中度精神障碍者护理。对此你知道些什么?
5. 如果你说你在处理“严重行为问题”，外界会怎么看?
6. 作业：当你说护理老年痴呆症患者时，请周围的人写下五个关键词替代他们的想法，然后问他们每个人写了什么。你注意到了什么?
7. 如果你只是读过 DSM–5 的标准，会有什么危险?
8. 你是否有时会说“我没有时间，”你能做出不同的决定吗?
9. 有一种说法叫“停下脚步思考反而有所进展”。你如何看待这种说法?

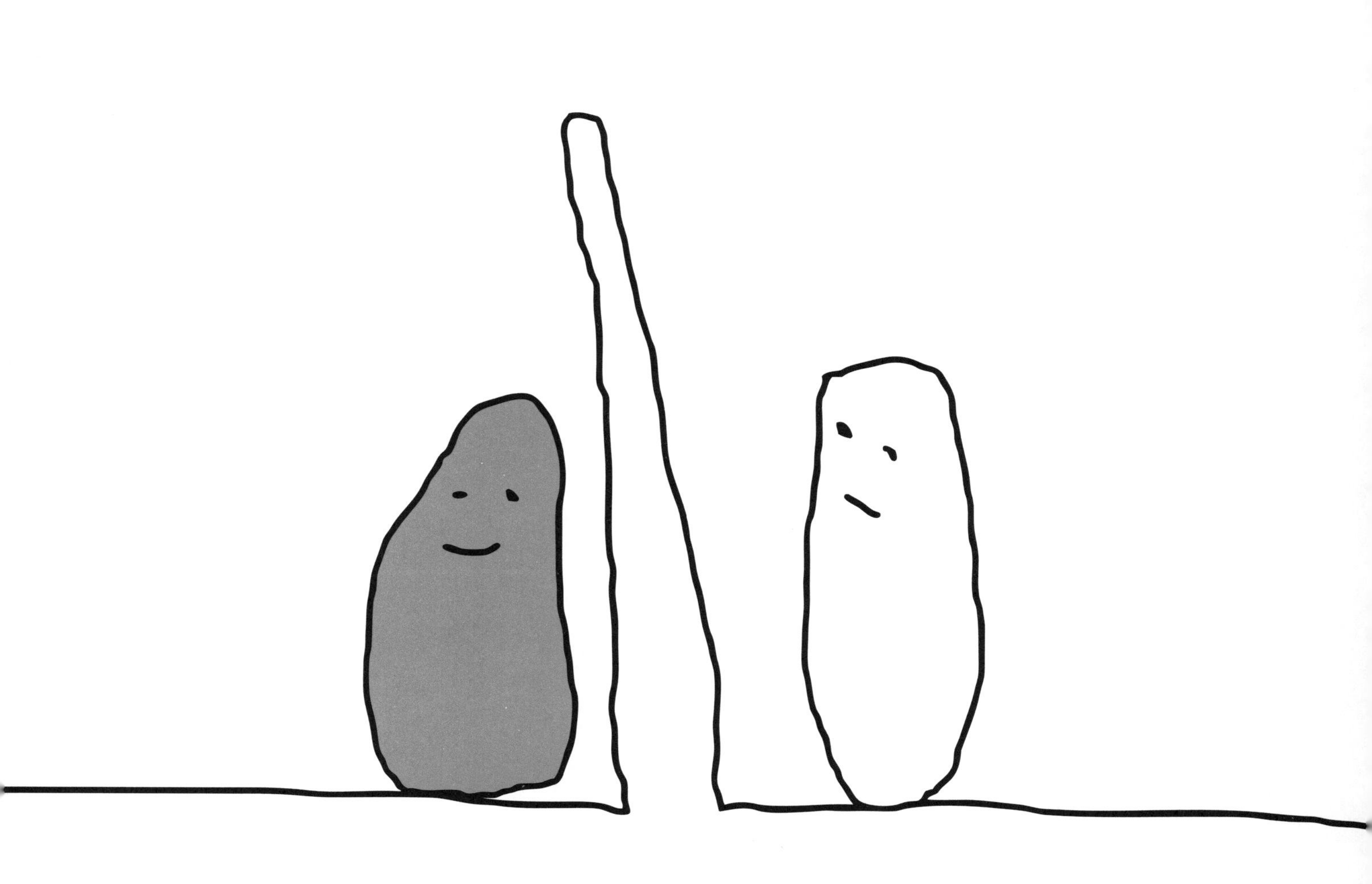

你会好好护理我吗?

医疗保健是为被护理人提供健康服务的主要方式。此外，预防也是其中必不可少的一部分。“护理”和“预防”，这两个词的定义有很多种，以下几点与我的观点最相符。

- 护理

  为需要他人帮助或关注的人服务，从而使其获得或保持良好状态。

- 预防

  防止有人需要护理。

如果被护理人依赖于我们的护理，他们就有可能会失去对自己生活的掌控。我们都想尽可能地掌控自己的生活，也就是说，我们能够做出自己的选择，决定自己生活中会发生什么。养育的主要目标之一是引导孩子独立，并让他们成长。自己有控制权就相当于独立，我们尽快让孩子学会做出自己的选择。你想要饼干还是糖果？你想要吃肉还是奶酪？自主权让每个人都感觉良好。最后，“孩子独立了”，我们的工作也就完成了。

正如我在前一章所指出的，我们最害怕发生的事就是必须住进护理院而失去对自己的掌控。我们害怕不能自己做决定，我们被迫将自己的幸福或多或少的交到护理人员的手中。

其实，我们都不想现在就考虑这事。依赖与独立是相对的。需要依赖别人的人，在遇到以前可以完全掌控现在却无法控制的情况时，不平等甚至是无能为力的感觉就会油然而生。比如有严重智能发育障碍的人，他们的认知年龄只有 0~2 岁，对他们来说意味着什么？他们是否可以独立自主？或者说，完全依赖护理的被护理人是否有自己的人生方向？ 1960 年之前，人们主要关心他们的身体状况，他的兄弟姐妹几乎完全控制着他们。这样的方式与其说是护理，不如说是监管。在 20 世纪 70 年代，人们开始考虑让“低能儿”有更多选择权。低能儿是当时用来称呼有智能发育障碍的人的。现在，看待被护理人的方式已经有了很大的变化。我们谈论的不再是神经病或弱智，而是有智能障碍的人。这不仅仅是名称的变化，我们首先想看到的是这个人，然后才是他的缺陷。近年来，他们自己能够做出的选择，已经是很普遍的事了。但我仍然不能确定我们现在是否过多的替被护理人做决定。何时需要我们去监督他们的选择？何时又该让他们自己做主？我们之所以替他人做决定，是因为害怕他们做出错误的选择。我们这样做也是出于对他们的保护，使他们免受后果的影响。换句话说，我们是在预防。这种观点是可以理解的，即使我们的预防措施不一定都是正确的，这也是真正从被护理人的利益出发。我们总是为他人着想，而不是与他们商量。每个人都有资格获得或享有自主权，那些被托付给我们照顾的人也不例外。或许我们应该在切实的照顾方面少花点心思，用更多的精力来帮助他们做一个“正常人”。我们该如何去做？

我们必须去组织、去帮助他们，以赋予被护理人自主选择的权利作为自己的出发点。我们经常在患者档案里读到某人几乎或完全没有选择能力，几乎或完全没有自主权。婴儿能控制自己的处境吗？他会无意识地表现出两种主要的情绪来表明事情的好坏，“我感觉很好，或者我感觉不舒服。”婴儿通过发出信号来表明这一点。如果我们没有给他足够的温暖，让他感到了不舒服，他就会开始哭泣或尖叫，努力地向我们展示他所能发出的一切信号，直到我们把他裹得更严实。尽管婴儿这样做是无意识的，这也可以看作是一种选择。因此，在有限的意义上，他是有控制权的。他“决定”我们必须采取行动。如果被护理人的心理发育年龄不足三岁，我们必须对他的情况保持警惕，因为他有时给我们的信号不太明确。如果他以非正常的方式表示他口渴，我们应该特别注意他是否得到足够的水。如果有人不能在床上独立翻身，我们就必须定期巡视并帮助他翻身，以防止压力性溃疡和压疮。我们将采取一切预防措施，确保他的健康不会受到威胁。这意味着我们每次都必须评判性地反思一个被护理人，在当前情况下，他能做什么及不能做什么。

对于那些心理发育年龄超过三岁的被护理人呢？原则上，与心理发育年龄较低的其他人不同。我们必须时刻注意到我们所提供的关怀是为了他们的独立。他们有权力就我们认为对他们重要的事情说“不”。如果被护理人不听从我们的建议坚持想要某物，我们必须让自己意识到这是他迈向独立和更多自我控制的一步。如果老年人因为痴呆症或 ABI 需要依赖护理，我们往往就会认为他们无法做出更明智的决策，从而想尽快采取控制作为预防。同样，你必须保持警醒以区分需要护理和善意预防的不同。

案例研究

最好的

对文森特先生来说最好的是：

- 7 点起床。
- 洗漱，穿衣。
- 然后吃早餐。
- 10 点喝咖啡，12 点开始吃午餐。
- 他不能睡午觉，因为这会打乱他的昼夜规律。
- 下午 3 点的时候喝咖啡。
- 然后做一个小时的运动。
- 下午 5 点吃一顿热餐。
- 晚上 7 点上床睡觉。

如果你看了这个时间表，你会发现人们为他已经决定了很多事情。这似乎是一个经过深思熟虑的夸张的例子。然而，如此紧凑的日常安排在医疗保健机构中非常普遍。

我们在这儿思考一下“结构”这一术语。出于这样或那样的原因，结构本身更多地被视为目的，但事实上它应该是一种手段，在必要时提供清晰度、可预测性和安全性。我们假设现在让文森特先生自己决定他的一天，我们该怎么办，比如：

- 他想在十点半起床?
- 在他自己的房间里吃早餐?
- 不喝咖啡，只喝一杯红酒?
- 不想吃午饭?
- 想在午饭后直接上床睡觉?
- 不想去参加活动，而是出去走走?
- 想吃大米而不是土豆?
- 只想吃快餐，但要一小时后吃?
- 想在十二点钟上床睡觉?

你应该认真回答所有问题，以了解他是否总是、有时或从不控制自己。与你的团队讨论这些日常情况，你可能会得出这样的结论：许多事情是为你自己着想，而不是为了被护理人的利益，或者仅在较小程度上为了被护理人的利益。换句话说，在做决定前应该多问一下究竟是出于谁的利益。

采取一些措施作为预防的重要原因可能是：

- 我们很焦虑。
- 我们担心被护理人出问题了。
- 我们担心被主管问“责”。
- 我们想要防止忽略一些细节。
- 我们没有花足够的时间反思被护理人的自主权。

我们经常在工作中遇到这些情形，并且想要避免，为此我们判断做什么是对被护理人有利的。此外，我们想要提供照顾，使我们成为好人。根据我们的标准，对彼此有益是很重要的，这包括帮助他、支持他、为他指路、分析利弊、让他感觉良好。我们通常会发现，照顾他人比照顾自己要容易得多。仅仅出于这个原因，你要经常扪心自问，你的“关怀”是否有助于被护理人获得或保持控制权是非常重要的。如果你是一名护理人员，你很大程度上决定了会发生什么。你知道什么对你自己有益，什么对依赖护理的患者有好处，从而保留自己的控制权！这并不是说我们是自私的，也不是说我们的预防主要是出于自身利益。这意味着我们需要反思为被护理人所做的一切，知道做什么对他有利。如果你不想站在被护理人的个人问题角度上考虑问题，“我按照规定做我应该做的，所以我是一名优秀的护理人员”，你就不再费心了，觉得已经足够好了，那就太自私了。

我们在疗养院里对被护理人采取许多预防措施。我们想要防止被护理人弄脏、挨饿、受伤、哭泣、有困难或缺乏勇气、变得太胖或太瘦、变得紧张或无聊、过度兴奋或过于沮丧。严格来说，这些似乎是帮助他人的很好的理由。如前所述，我们的预防措施部分是由于我们个人的焦虑，害怕有人正在实施一些对他不利的事情，我们最终只给他正确的东西。是什么让我们有权利让患者更依赖我们，而给他们更少的控制权？

我们这些不需要被护理的人，不也曾弄脏、受阻、挨饿、受伤、挣扎、失去勇气、太胖或太瘦、感到紧张或无聊过吗？难道这些所谓的消极的经历不会让我们更强大吗？难道我们没有从这些痛苦中学到很多吗？难道这些经历没有让我们变得更加独立，并迫使我们采取行动吗？当然，有 99% 的被护理人依赖于我们的护理和预防措施，所以对那额外的 1% 保持警惕是特别值得的。我们应该允许某人挫折或悲伤。我们没有权利从别人手中拿走它。

还有另一个原因可以解释为什么我们会较少地反思被护理人的自主权，被护理人想要或不想要什么，他认为的是对还是错：我们担心的是，如果我们让他掌控并且出了问题，我们就会被上司问责。我们可能违反了管理规则、制度规则和部门规则。我将在另一章将会回到这一点。

所有的照顾和预防都有另一面：被护理人何时可以真正关心你？这种情形并不十分常见。最多，被护理人会给你倒杯咖啡或给你个小礼物。不管怎样，他可能真正体验到了他对你好这种难得的快乐。例如，如果他能照顾你，他会感觉到这一点。我开玩笑地说过，“如果他不是被护理人该多好啊！”一个实际上从未关心过你的被护理人很可能会展现出反社会的行为。被护理人为什么要对我们好？他为什么要从我们这里拿东西？他为什么要关心我们？这些难道不是人类需求吗？我们在哪里能得到这些专属的照顾？例如，我们可能通过安慰被护理人来减轻或可能避免痛苦。假如他现在觉得你有一些非常棘手的问题要解决怎么办？然后他无法安慰你。多么自私的观点啊！我知道很多人会惊讶于我会这么说。最终你和被护理人之间必须有个专业的距离，但奇怪的是只有你可以决定这一距离：不想被你照顾的人是不允许照顾你的。我们真正应该在这里思考一下。除此之外，我们必须问问我们自己是否将被护理人看成少有或没有关心他人的人类需求的不同“物种”。这些是每个人都有的需求。

很明显，我们有理由采取预防措施，这就是为什么我要这样总结本章：被护理人自主选择的益处比护理人员管控的益处更大。在本案例中，被护理人父母的态度也与此相关。取得允许后，我用了这位被护理人的真名：鲁本。我很高兴在本书中写下“他的故事”。他的情形有助于确保我们必须对我们关心和预防的观念保持警惕。

案例研究　煎饼、炸薯条和可乐

鲁本是个 12 岁的男孩。他有许多典型的优点：他喜欢读书，喜欢去博物馆，喜欢电脑，对技术问题感兴趣，喜欢当代音乐，游戏玩得很好。所以说，他是个普通的男孩。但是，鲁本有智能缺陷。他的心理发育年龄大概为 7 岁。他参加了他非常喜欢的特殊教育。现在青春期已经开始了，或者正如他妈妈所说，“一个比我高一头的男孩，却仍然抱着可爱的玩具一起睡觉。”

基于鲁本的能力和局限性来看，一切都很顺利。这种状况持续到 2013 年中，因为颅骨里有太多的积液，他需要进行三次脑部手术。他周围的人都很担心他手术后是否能恢复到之前的状态。命运往往是事与愿违。前两次脑部手术造成了许多意想不到的并发症。他变得非常虚弱，不得不长期待在医院。他曾多次病危，第三次手术后，虽然手术本身是成功的，鲁本却“决定”绝食，这一行为清楚地表明他知道自己的病情危重。

尽管困难重重，一个月经历三次重大的手术后他活了下来。他的父母和医生决定违背他的意愿，插入喂食管。显而易见，鲁本对此表示强烈抗议。可以想象，让父母违背孩子的意愿去做孩子绝对不会做的事情是多么困难。

他的父母注意到儿子根本不想住院。于是，不顾医生的明确建议，他们最终带儿子回家，一天 24 小时照顾他，安排人在他身边，朋友们也都来帮助他。他需要很多照顾。他的父母希望专业医护人员尽可能不来家里。每次换胃管都是一场斗争。这种胁迫的影响就是鲁本对他的主要支持者——他的父母，已不再信任了。他用许多信号显示他的不信任。六周后，插管需要再换一次。然后他非常坚定地说，他受够了，他绝对不想再管饲了。他只想要炸薯条、煎饼和可乐，别的什么也不想吃。这给了他父母和朋友们一个非常明确的信息。就像现在一样，当时接下来要发生的事情由他自己来决定，他想要回他的控制权。鲁本的行为使得他的父母最大限度地重建了他们之间的关系。显然，他的父母非常乐意为儿子的幸福而努力，这就是为什么他们按照鲁本的意愿去实现这个非常明确的愿望；他们给了他炸薯条、煎饼和可乐。他最终体重增加了。实际上他们做的不止如此，他们还给了鲁本一些对自己生活的掌控。对鲁本来说，他终于可以再次为自己做决定，正如他当时决定离开医院一样。在那三次手术之后，他失去了许多技能：他几乎不能读书；注意力不集中；无法独立承担问题，也无法妥善照顾自己；并且在许多日常生活中都需要帮助。

鲁本失去了他的控制力和个性。但是，他至少想要决定吃什么、不吃什么。你可以想象一下外界的反应：无知、怀疑和反对。如果你的父母对这种（不健康的）欲望说“好”，那么他们一定是做错了什么！他的父母经常听到这些质疑。一些亲戚不再与他们往来，因为他们认为让鲁本按照自己的想法生活是很不负责任的行为。医生们也摇着头，不再给他治病。于是他们找了一位愿意尊重男孩意愿的新医生。

他们是坏父母吗？我不这么认为。如果你作为父母，对你孩子的强烈愿望说“好”，那么你就会去感受他的经历，很好地倾听他内心的声音。实际上，更棒的是你为了孩子的利益而超越自己的价值观和标准。他的父母当然非常清楚，这种食物和饮料对他来说是不健康的，甚至是有害的。但他们仍然说“好”。他们该有多爱他们的孩子，才会一直这么支持着他的决定。可是他们这艰难的选择，非但没有得到支持，反而遭到了反对。本该真正去关心支持他们的人和机构，却认为他们这样做是不负责任的而坚决反对。在这种情形下，我看到的大多数父母都是竭尽全力在孩子出生的那一刻就加入他的世界，与他建立联系并保持联系。这位母亲甚至告诉我，许多机构都有鲁本的病例档案。我问她，“都有哪些机构对鲁本有充分的了解”，她的回答令我震惊，“几乎没有”。在本书所讨论的站在某人身边，从不同角度看待他们行为的背景下，我发现鲁本的父母可以看到孩子最深切的需求。鲁本设定了一个我们护理人员很难接受的底线。

鉴于他们的治疗和“专业素质”，对于机构来说，显然忽略这个男孩的底线是更好的决定。但是为了谁呢？你可以放心地假设，如果他住在机构里，他肯定不会每天得到薯条、煎饼和可乐，那些都是错误的饮食护理。作为预防措施，他将被迫健康饮食。你可以想象因此产生的后果，鲁本会在得到健康食物的时候表现出其他的信号。如果他变得有对环境和自身有攻击性，比如自残（自伤或自残）或自我伤害（击打自己），或者其他护理人员所熟悉的攻击性或破坏性行为，我也不会有丝毫惊讶。鲁本肯定会在小组会议上被讨论为“环境适应失调”的男孩。他会得到额外的药物，专家们也会讨论各种新的行动计划，例如这个孩子的健康饮食。目标也是“让鲁本来决定”吗？恐怕不是。

他现在在家幸福地生活，不吃药，每天都吃煎饼、喝可乐。在连续吃了六周的炸薯条后，他再也不想吃薯条了。他的身边还有人真正倾听他的声音。

我经常和他母亲安妮谈话，她自豪地告诉我，那三次脑部手术所令鲁本丢失的能力，他每天都在一点一点恢复，他现在的饮食更加多样化。

对我来说，鲁本是个典型例子，这个小男孩尽管有各种限制，他仍然可以对自己的情况保留一些自主权。他的父母值得尊敬，尽管有专家反对，但他们仍然坚持自己的观点。

反思题

1. 你怎样理解护理和预防?
2. 你的团队里面就此有不同的看法吗?
3. 你照顾被护理人是为了预防吗?
4. 我们经常出于焦虑而采取预防措施，你自身意识到这一点了吗?
5. 你的上司是否曾经告诉你应该更专注些?
6. 这样的评论是否意味着你会采取更多的预防措施?
7. 你是否需要勇气赋予被护理人更多的责任，还是你要负全部责任?
8. 预防的危险在于你控制了他人。自我控制有多么重要?
9. 是否有人曾夺走你的自主权?
10. 您希望为被护理人提供最好的服务，这究竟取决于谁?
11. 你能在多大程度上决定被护理人的自我控制能力?
12. 您如何看待鲁本的情况?
13. 你能识别这种情况吗?
14. 你是否同意被护理人应该被迫饮食，哪怕有时会违背他们的意愿?
15. 如果被护理人被迫饮食，他会有怎样的反应?
16. 心理发育年龄约为 7 岁的被护理人，是否应就其健康状况做出独立决定?
17. 你如何看待鲁本父母的想法和态度?
18. 你是否理解专家对父母决定给他炸薯条、煎饼和可乐的反应?
19. 如果护理人是一个备受宠爱的家庭成员，你会有不同的看法吗?

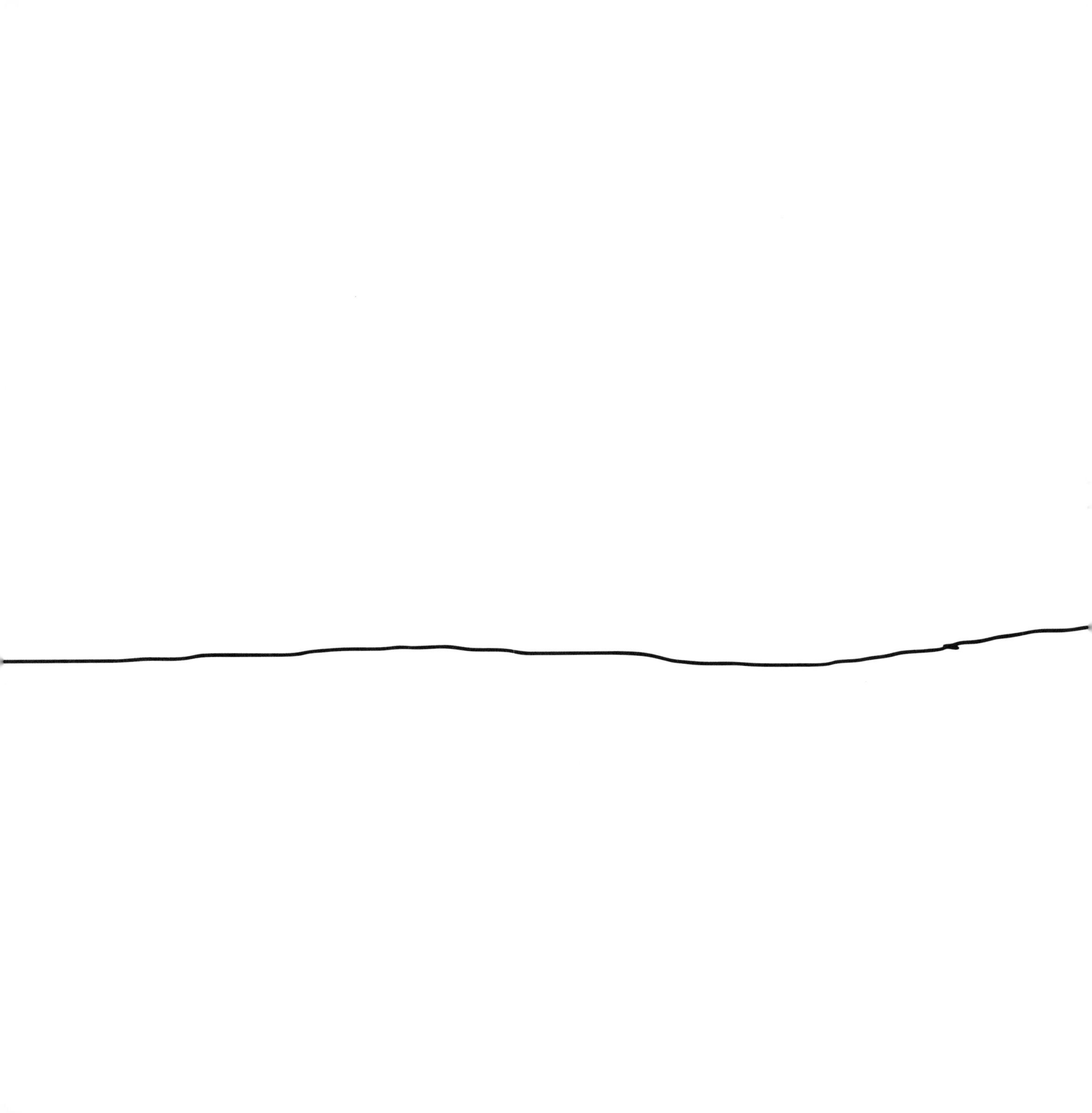

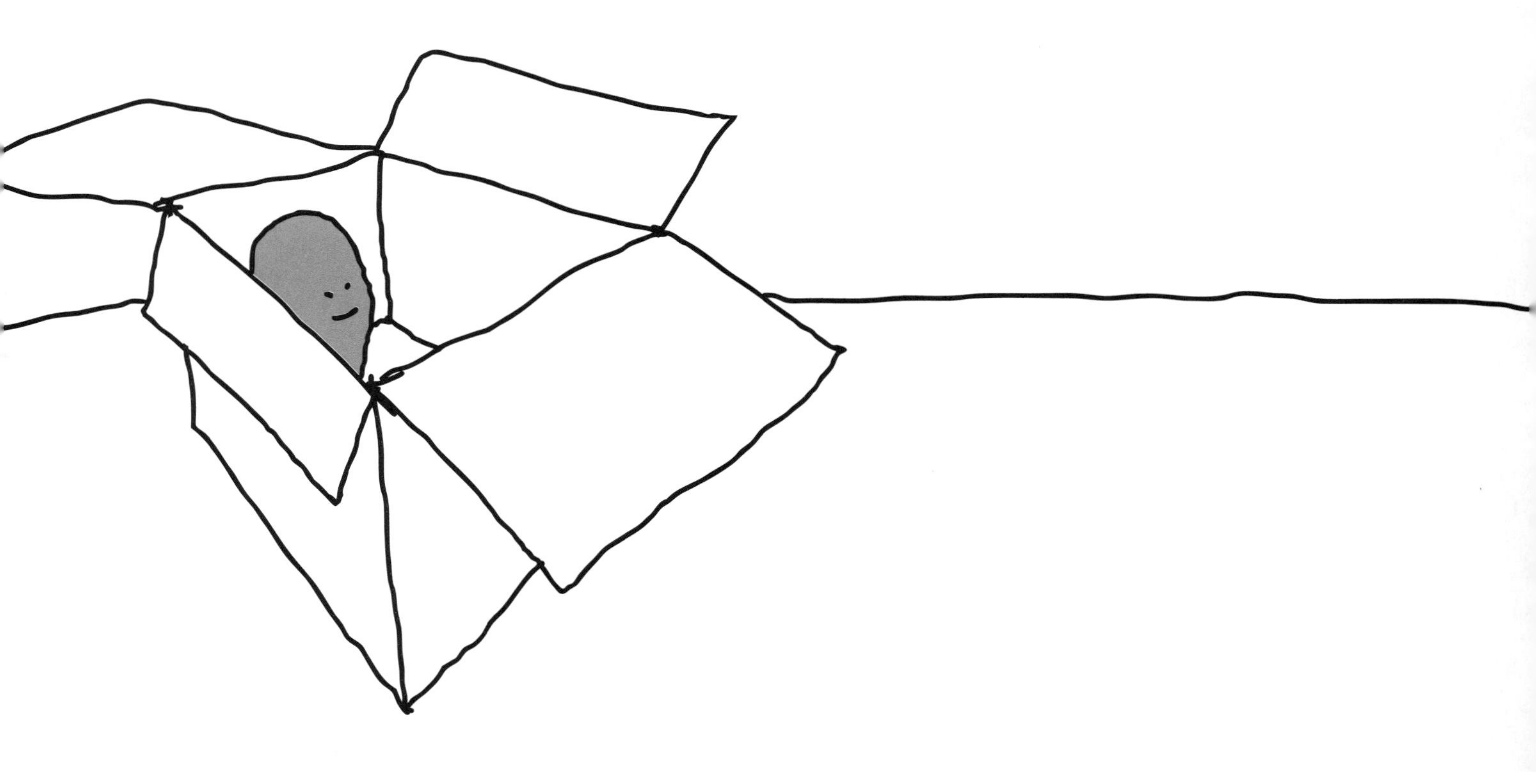

只要说“是”

当一个人被定义为被护理人，他心里会感觉不太舒服。

被护理人就低人一等了吗？我们都会说，没有人低别人一等，大家都是平等的。我们在依赖护理的关系中经常有不同的处理方式。这取决于我们是以社会工作者、独立观察者还是依赖者的角度来看待这种平等。如果你能对被护理人的问题说不，而他却不能对你说“不”，那么就有不平等的危险了。

大部分机构都持有“被护理人是我们关注的焦点”这一宗旨。可当对他们的问题说“不”的时候，我们是真的在按这个宗旨工作吗？答案是否定的。如果真的想很好地处理类似于依赖护理的被护理人的问题，我们必须持一种态度，那就是基本上对每个问题或愿望都说“是”。这样才创造了平等。

案例研究

不！

汉森太太住在一个封闭的病房，她想出去。她的护理人员说：“不，夫人，您不能这么做。”这意味着他满足了一个医院对一个脆弱患者的期望。他不能说：“没关系，夫人。”因为患者是不允许出去的。我们认为说“不”仅仅意味着“要小心”，不认为是关系不平等。

但汉森太太可能会觉得不平等，因为她只能待在病房里别无选择。护理人员不会讨论她可能有什么选择，不需要怀疑“不”是否有意义，因为让她出去不符合他所依赖的规则和约定。如果汉森太太想出去，护理人员回答说“好的”，那么会发生什么？这可能会让他因为他做了一些机构不允许的事情而惹上麻烦。通过说“不”，没人会惹上麻烦，机构、医生、管理人员、护理人员都不会。而对汉森太太意味着什么？她的问题仍然没解决，因为她不能做她想做的事。她对此有何反应？攻击、失望、愤怒、悲伤、尖叫、跺脚、破坏等等的反应都是可以理解的，因为汉森太太感觉自己像个孩子一样被对待，“怎么会有人对她——一位成年女性说不？”

我们如何才能确保这种关系是平等的？如果汉森太太想要出去，我们可以给出以下的回答：“好的，夫人。只是我不知道现在该怎么安排，因为目前工作人员太少了。您觉得呢？”另一个回答可能是：“嗯，这似乎是个好主意，但您可能不喜欢单独在外面”。“是”的态度意味着你应该从一开始就创造性地思考解决问题的方案。你必须要解决的问题是：我如何能和这位太太一起确保她能出去，而又不违反规定？那么，一个重要的条件是，你的上司也有“我们开始对每个问题都回答是的”的态度。

位于荷兰鹿特丹的人道主义基金会以同一起点对待每一位被护理人。“是的”是每个问题的答案。他们把这种态度称为“是的文化”。这是由汉斯·贝克尔教授所设计的，他就此写了许多文章，并在他的机构中直接付诸实践。当然，这和那些把事情做到面面俱到的人是不同的。通过说“是的，我们将会考虑如何共同解决你的问题”，可能有些许平等。然后，必须找到一个创造性的解决方案，最好是和被护理人或他的家人一起。如果我们已经做出了努力，就算最终答案可能是“不”，但是感觉是平等的，这种感觉也很好。在接下来关于保罗的案例中，你可以看到，如果你从“是的”开始，这对每个人有多么美妙。

案例研究

制服

保罗，一位 32 岁的男性，心理发育年龄只有 12 岁。他住在一个机构里，在社区车间工作，他的工作内容是把香水装进盒子。他热爱飞机和一切与飞机有关东西。他的房间满是飞机的照片。他还收藏了大量的飞机模型，有的展示在架子上，有的悬挂着。长期以来，保罗最大的愿望是成为一名飞行员。他工作中的导师说这是永远不可能实现的。他的私人护理员也这么说：“不，保罗，这是不理性的！”他的父母和姐姐正试图用各种方式来让他把这件事从他的头脑中抹去。尽管有这些善意的建议，他还是继续表达自己的愿望，“我想成为飞行员”。我把这一案例呈现给我的学生。没有一个学生认为保罗可以成为一名飞行员。许多人认为我们应该诚实地明确地说这是不可能的。另一组学生提出了可以将保罗带到飞机模拟器的想法。有一些人认为保罗必须自己意识到这是不可能的。经过激烈的讨论，大多数学生都认为“明确地说不”是保罗案例中最好的态度。

最终，保罗的案例有了个出人意料的好结局。在一次小组会议上，有一名员工建议他们应该先说“是”。该小组开始共事，通过说“是”来重新审视保罗的愿望，这创造性地打破了常规思维。这对大家来说很困难，因为每个人都习惯于对新想法说“不”。“是的态度”最终导致了许多新的可能性。这位以新态度来看待保罗处境的员工，经常看到他在自己房间里的众多照片中被一名特别的飞行员迷住了。这是一位星际战斗机的飞行员手，他拿帽子，靠在飞机上。保罗觉得他很酷，被他深深地吸引。他喜欢这个飞行员的制服，也想要一件类似的制服。他说：“我穿着制服会变得非常重要。”对于那些职业需要制服的人来说，这难道不一样吗？他想要一份穿制服的工作。他把制服和飞行员联想在一起。非常符合逻辑。这个小组从“是的态度”想出了如下的主意：他或许可以为一家穿制服的公司工作。“在麦当劳怎么样？”他立刻热情地接受了这个提议。与公司取得联系后，他们接受了他试用穿着公司制服，做一些下午的工作。保罗在那里工作了大约四年。他清理桌子，为顾客开门，扔垃圾。他做了各种符合他心理发育年龄的工作。公司非常满意，尤其是保罗也很满意。他仍然热爱飞机，还会看着星际战斗机的飞行员说，“我也很重要，因为我穿着真正的制服！”

反思题

1. 为什么护理人员如此轻易地对被护理人的问题说“不”?
2. 你自己能认识到这一点吗?
3. 你如何看待一个将对被护理人说“是的”作为起点的“文化”?
4. 如果你对某个问题说“不”，那么在给出答案之前，你是否权衡了所有的“利弊”?
5. 保罗的案例教会我们必须首先创造性地思考。在工作中你能做更多这样的事吗?
6. 练习：找到一个适用于问题四的情形，在团队中从“是的”视角讨论这一情形。讨论的结果是什么？你的被护理人如何获益?
7. 你敢向你的团队介绍“是的态度”吗?
8. 有一种说法：“你可以通过从一开始就弄清楚状况，以便更好地帮助他人，谈判只会让人困惑”。你怎么看待?

我真的喜欢你

护理人员可以喜欢或讨厌某些被护理人吗？如果可以，这样好吗？这对被护理人会怎么样？他们会有同样的感受吗？

我们总是被教导要专业地对待被护理人。这意味着什么？最起码的要求是你要确保不对被护理人太过于私人化，在工作中要有适当的距离感。如何才能做到这一点？我们经常提及的“护理人员行为准则”是通用的建议。如果你有让人感觉不舒服的特殊癖好，你私下可以继续保持，但应该设法不让被护理人觉察出来。如果他意识到了，你就是没有以足够专业的方式去对待他。这对你来说是个问题，你必须自己去解决。无论如何，你必须避开个人的喜恶。在团队里开诚布公地讨论喜恶是种禁忌。你不应该公开表达你很喜欢某个被护理人，而讨厌另外一个。

这种护理工作关系，一方面，是被护理人需要亲近感、依从感以及安全感。职业距离可能使被护理人产生不好的错觉。是谁界定了专业和私人之间的界限？被护理人有优先决定权，你应该时刻对此负责。职业距离是另一方面，你不能让你的护理工作关系变成你和被护理人之间专有的特殊关系。如何确定这个距离？专业对待和私人对待之间的界限对你来说是什么？这很难确切地说明。如前所述，在任何情况下你都必须始终为你的行为负责。

作为专业人士，你所做的一切都应该是透明的。问题在于如何确保这一点？很明显，你应该愿意并且能够跟你的同事谈论你所做或所经历的一切。如实地说出正在发生的事情，为什么你会感到与某一被护理人亲密或疏远。此外，在与被护理人接触时，你必须能够正确地观察你的行为方式对他的行为产生什么影响。他对你的行为敏感吗？这是个棘手的问题。我认为，你应该试着去接近被护理人并体会被护理人的感受，这样可以帮助你更好地了解他，成为他非常亲密的人，但前提是你所做的每件事都是透明的。

从被护理人的角度来看，任何人的好恶都是不同的。他可能会爱上你，会感到安全，也可能会生你的气，或者会恨你。他对你所有的情感都取决于你如何应对。你如何处理他的情感？你至少应该意识到他对你可能产生的情感。你要反思自己的行为是否加深了这些情感。如果你确实注意到这一点，那么，你跟他接触时，必须和他谈话并明确解释你的目的。如果他不理解你说的话，那么你应该以他明白的方式表明你的底线。你应该经常与同事讨论这种情形。你团队中的同行评审能极大地帮助你。

在护理培训中，会提到被护理人对你的攻击性情绪。再三建议“别认为这是针对你的”。培训中很少或根本没有提到对你“温暖的”的情绪，更不用说有人可能仅仅因你的存在而产生的性冲动。

但所有这些情形都可能发生在日常实践中。如果你经历过类似的事情，你必须经常跟同事一起讨论。似乎这种情况很少发生，但这会造成极大的危险。你可以把这些经历保密，因为在你的团队中没有那么开放。无论如何，在护理工作关系中有许多关于亲密和性行为的禁忌。在我上学时，我几乎没有上过这类课程。作为一名护理学校的老师，我经常关注这一点。同行评议和监督是讨论这一敏感问题的绝佳方式。在我的同行评议课上，我经常看到学生倾向于逃避个人感受。在他们实习过程中，几乎没有任何一个人站着不动。专业地管理侵略行为和亲密行为就意味着需要和你所遇到的一切进行处理。单打独斗是不行的，因为这需要很大的勇气，最终会让你变得脆弱。它需要你的团队提供最大限度的安全感。团队总能提供安全感吗？这需要努力。只有这样你才能直面现实。每个人迟早都要面对自己。如果仅仅因为这个原因，这应该是团队会议中屡次出现的“主题”。如上所述，你对某些被护理人有偏好，有时又厌恶。你必须清楚地意识到这一点。如果你处于这种情形，你需要解决的问题是你能否保持专业的距离，即使你试图隐藏这些感情，特别的偏爱或厌恶的后果可能是你不能再护理他。你可以隐藏很多感情，但要有个限度。

如果被护理人厌恶护理人员，你会怎么做？这是允许的吗？这是可能的吗？在这种情况下，他几乎不可能换护理人员。对于非常依赖于照顾的被护理人来说，这些感觉更加强烈。他们有两种基本情感：这是安全的或这是不安全的。如果有人感觉跟护理人员在一起不安全，机构会怎么做？如果被护理人无法清楚地说出，机构如何获悉？这很困难，尤其是如果机构继续将其视为“问题行为”。如果他们将此视为“信号行为”，则可能意味着我们开始着手解决被护理人不安全感。我认为团队内应该经常讨论有关安全感的话题。被护理人不需要习惯陪伴或照顾。我们不能说，“现在就是这样，没有其他办法。”我们无法接受我们襁褓中的孩子被陌生人抱起后开始哭泣。婴儿能清楚地感知和别人在一起时是否安全。一般来说，更换照顾者不是个好主意。如果我们总是更换照顾者，那被护理人在一生中必须要忍受多少护理人员，这真是令人堪忧的。

案例研究　这太多了！

一个在机构生活了20年的被护理人，不得不与50名左右不同的护理人员打交道。想象一下，有五十位“父亲，母亲，兄弟姐妹”，他们都知道什么对你好。他们都跟你坐在一起，跟你交谈，为你做许多决定、处罚、奖赏，或者忽视你。请停下来静静地在这里站一会儿。在这20年里，被护理人会有多频繁地感受到自己的喜恶?

我们必须尽可能地收集所有信号，尤其是对于被护理人，积极地聆听，去了解他是否喜欢你，他跟你相处是否觉得安全。如果我们忽视了不喜欢的感受，“行为问题”将更有可能更快、更频繁地发生。机构必须在制定关于如何处理这一问题的政策。我想他最终应该换一个医护人员护理自己。

在任何情况下，这都应该是每个讨论此问题的团队会议的起点。如果我们把一切都按照原样，忽视他们天生的敏感性，我们该如何对待被护理人呢?

在儿童监护机构的孩子可以拥有许多不同的护理人员，这一事实急需被提上议程。这是因为，他们从出生家庭搬到寄养家庭，然后搬到临时住所，从一个机构搬到另一个机构。他们被转移的原因是这些孩子被认为是难以管理、非常有问题的。被贴上这样标签的孩子不能留下来，他们必须走。相应地，我们也可以考虑社工必须走，因为他不是这个孩子的合适人选！我可以想象，这些孩子再也不能或者不敢体验依赖感了。这适用于任何被认为有问题或不守规矩的人。你可以想象，他们更讨厌“他们的”护理人员，有时甚至是他们所有人。他们用语言和手势向我们表明他们的厌恶。

案例研究

秃头

佩特拉是个十三岁的女孩。她有听觉和视觉障碍。这意味她几乎什么都听不到，什么也看不见。与她交流是通过所谓的“握手法”（一种在被护理人和护理人员牵手的情况下进行沟通的方式），也会使用指示法。佩特拉已经在一个为沟通障碍人士服务的机构里生活了八年多。佩特拉通常被认为是个安静的孩子。

这个学年开始以来就出现了个问题。佩特拉每天早晨上学之前，都会焦躁不安。她不停地走来走去，开始大叫，然后尖叫。这是过去六七个月的固定模式。这种不安的状况一直持续到她真正地在教室里为止。有时她在上课时也尖叫。尽管她已经接受过如厕训练，佩特拉偶尔还是会尿湿裤子。人们想尽了一切办法来阻止她尖叫。然而问题应该是，为什么佩特拉会尖叫？她向我们展示了什么？她不喜欢上学吗？起床和步入教室之间是否有太多的紧张情绪？是否是学校对她期望太高，因此她尿湿了裤子？是否太多的不明白是因为她听不见、看不着？人们讨论并尝试了一切可行方法，佩特拉仍然不停地焦躁不安地走来走去，不停地尖叫。最终人们决定给她镇静剂。虽然她的尖叫声还在继续，但她在上学前就不那么焦躁不安。

我班上的一位学生，第一次实习是在佩特拉生活过的地方，被她的尖叫声震惊了。她问实习导师其中的原因是什么。导师的回答是，“佩特拉总是爱尖叫，她就是这样”。没人想继续寻找原因。最后，大家想了一切办法来停止她的尖叫，甚至用药物去缓解。“尖叫”不应该被视为问题，它是一种信号。只要原因尚未明晰，就应该提出问题：佩特拉如此清楚地发出声音信号的含义是什么？最终，由于这个实习生不满足于“尖叫伴随着佩特拉”这个理由，该团队开始被动地重新安排。她的档案被重新打开了，他们和她母亲进行了谈话。

在那次谈话中，她母亲透露佩特拉有一段被乱伦的历史。她同母异父的哥哥曾经常性虐待她。这件事大家都已经知道，但在听她母亲讲故事的时候提及了一个小细节。这位哥哥是秃头，巧合的是，佩特拉的一位班主任老师似乎也是秃头。她在班上有两位常任教师。因为她是聋哑人，老师们让她摸索自己的脸来得到安全的认可。这本是一种为那些有类似残疾的人提供安全保障的正常的方式。但佩特拉一定非常害怕那位老师的秃头，她感觉很不安全。佩特拉解释说，这一联想是非常可以理解的。她害怕这个老师，她讨厌他。

然而，佩特拉的班级无法由其他老师上课。她也不能去另一个看起来太大的班级。人们甚至没有考虑过将她与其他孩子交换。然后大家觉得佩特拉不得不接受这种情况。毕竟只有“几个月而已”！随后她是会转去别的班级。于是尖叫还在持续……

反思题

1. 被护理人和护理人员之间能否存在安全的联系?
2. 如果要设底线，由谁来决定?
3. 你曾讨厌过被护理人吗?
4. 这当时是否在你的团队中公开谈论过? 反应是什么?
5. 你曾偏爱过某个被护理人?
6. 你和你的团队讨论过上题吗? 反应是什么?
7. 如果被护理人不喜欢护理人员，你的对策是什么?
8. 如果被护理人有特殊的偏好，对策是什么?
9. 你怎么看待佩特拉的案例?
10. 如果你是佩特拉的老师，你会怎么做?
11. 你认为佩特拉的“解决方案”是独一无二的吗?
12. 被护理人是因为经常被转移而无法管理，还是因为他们无法管理而经常被转移?

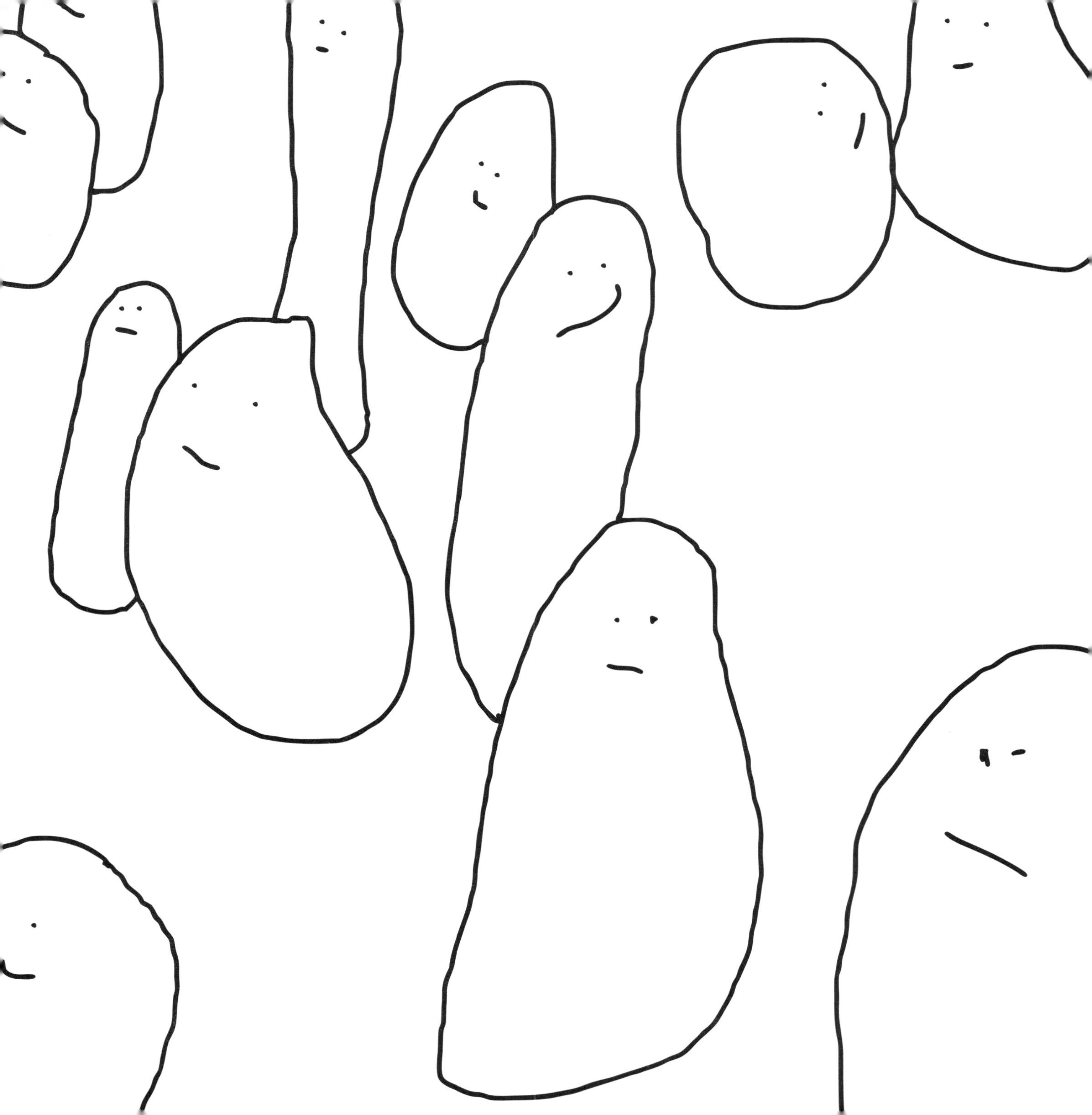

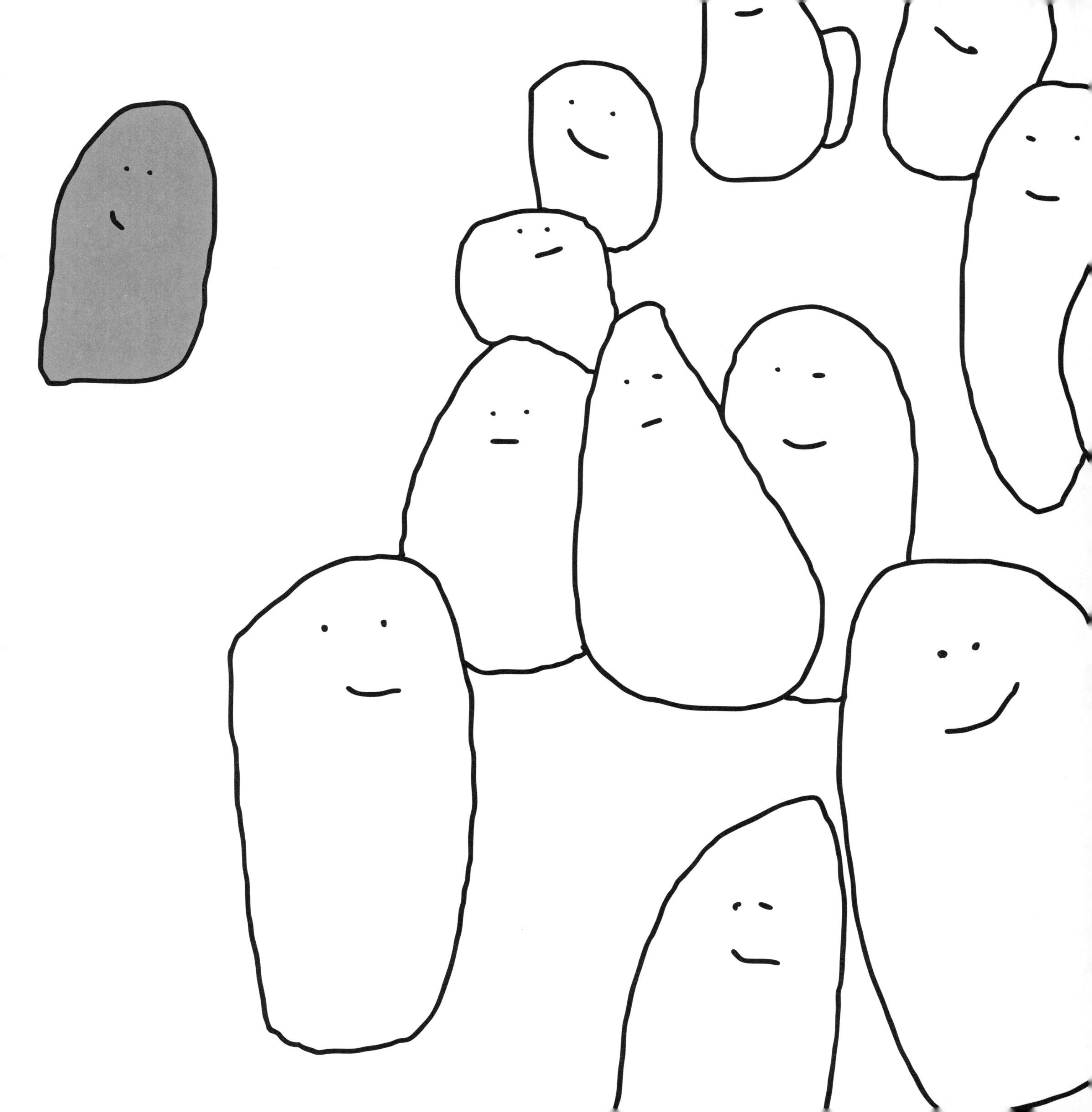

一旦学会，永不忘记

由心理学家、神学家 D. 蒂默尔斯・惠更斯夫人提出的基于经历的框架理论，与我对“问题行为”的看法非常接近。我将简要地总结她在许多书中所描述的内容。这不仅仅是关于被护理人，而是关于我们所有人的。组织经历理论的基础是所有人都需要从他们每天获得的许多经历中建立起秩序，而不陷入混乱。她为我们提供了一个框架来了解我们自己和他人的组织过程。

我们的身体和周围的环境通过不断地刺激和传递信号来告诉我们正在发生的事情。环境在不断地变化，身体一直在工作：我们呼吸、走动，我们的消化系统很活跃，我们看、听、闻、品尝。这些感官全速运转，刺激不断地被接收，信号不断地被发送。内在刺激包括消化和呼吸系统的运转以及我们的情绪等。外部刺激是由我们的感官感知到的。所有这些刺激都产生了日夜不息的信息流，从而构成了我们经历的基础。我们不会把所有的信息都组织起来，当然也不会一次性全部组织，因为那样会造成混乱。幸运的是，我们可以过滤出重要的信息，特别是有关我们安全的信息。对于这种安全性的追求是组织我们经历的主要原因之一。D. 蒂默尔斯・惠更斯博士夫人的理论将我们所有的经历组织成四大框架区域。这区域都同样重要，尽管分成四类，但他们之间是紧密联系的。

四大框架区域：

- 身体相关框架：我的身体安全吗？
- 关联性框架：我的环境安全吗？
- 结构化框架：事件对我来说是否清楚？
- 形成性框架：我能做我自己吗？

处理经验和刺激的方式决定了某人感到安全的程度，发现周围环境可靠的程度，对环境清晰了解的程度，以及自我认知的程度。

身体相关框架

这里的核心问题是：我的身体安全吗？在这一区域，经历由身体感觉所决定。如果有信号使身体感觉不安全，身体相关的行动计划就会占主导地位，例如疼痛、饥饿、口渴和尿意等使得身体不安全的信号，无法逃避。这些都是强制存在的强烈的刺激。首先，针对膀胱充盈，必须有一个解决排尿问题的方案，然后才能关注其他事。

对于一个重度依赖护理的患者来说，如果他的身体感觉不舒服，就很难找到解决办法。而且，即使他不明白发生了什么，也无法理解他周围的环境，但他仍然可以感受到生理的不适，他会发出信号。此时你需要及时给予他安全感。你不能对痴呆患者说，“我稍后再来看看”。我们必须对最轻微的身体不适保持警惕。像对待婴儿一样，我们不得不问他是否吃饱了，他是否太热或太冷，他是否对噪音过敏并开始感觉不安全。在这儿，重点观察是至关重要的。

关联性框架

关联是一个或多个案例之间的连接或联系。这里的核心问题是：我周围的环境可靠吗？在这一区域，它涉及我们周围可感知的一切事物。关联对这一点有明显的意义。人的感官确保自身可以建立联系。正如你从自己的观察和经验知道，叉子有尖刺能刺穿你的面包，凳子有腿可以使你坐在上面而不掉下来。你把咖啡放在架子顶层的红盒子里，饼干在旁边的绿色罐头盒里。这么多的关联，使你感到环境可靠而安全。许多关联都是个人的体验。你认出哥哥的脸，闻出父亲有同样的须后水的味道，听出邻居的声音，感受到你独特的味道或柔软的触感。这种可靠性是基于你迄今为止对周围环境的了解。这其中，记忆起了主要作用。你只有通过将其元素镌刻进你记忆中，才能了解你的环境。为了识别这一点，我们使用自己的感觉运动技能，它形成了感觉和运动功能之间的联系。感觉功能指的是通过例如耳朵、鼻子、皮肤、舌头、平衡系统、关节和肌肉等感官接受刺激。运动功能是能够移动的能力，诸如站立、行走、跳跃、摆动和旋转等。你使用这些动作来刺激感官。你用视觉扫描这个区域，然后识别什么是好的，什么是不好的。在现实生活中，你不断地用自己的感官扫描你的环境。

所有感官接收的信息决定了你周围的环境是否安全。如果一种感官工作效率较差或根本没有工作，另一种感官就会接管，以弄清楚你的环境是否安全。想象一下，如果你身处黑暗中的话，你的眼睛可能不会对你有什么帮助，因此你要格外小心地使用你的耳朵，或用触摸来“扫描”你周围的环境，寻求可靠性和安全性。

意识水平较低或心理发育年龄较低的人很难在没有我们帮助的情况下关联起经历。如果被护理人习惯于用白杯子喝咖啡，用玻璃杯喝茶，而我们将咖啡倒进玻璃杯或将茶倒进白杯子时，他就弄不清楚什么状况了。他无法充分掌握新的关联，因此他会发出很多信号（尤其是生理信号）来表明他觉得环境不安全或者不明确。

结构化框架

这里的核心问题是：是否有明确的联系？我们周围的事物正在不断变化，时间在流逝。你所遇到的人和事，没有哪一天或哪一刻是相同的。能够构建结构、看到联系，意味着创造赋予时间和空间内容的能力。这使你可以轻而易举地建立一个连贯的整体。在这个规划区域，你理解小时、天和月的概念。同时，我们也理解像昨天、明天和后来的概念。例如，说“我们将在半小时内吃饭，然后看电视”，这表明你知道什么时候会发生什么。这很清楚，因此很安全。如果你对被护理人说你 15 分钟后回来，对于没有时间观念的被护理人来说非常不明确。他们不理解你说的是什么意思，对他们来说只存在“此时此地”。对我们大多数人来说，我们与自己的社交网络有联系，我们能识别哪些是专业人士。

当你到了医生那里，他穿着白大褂欢迎你，问你问题，给你体检或写处方，这都是很正常的。你知道这种情况很安全可靠，因为这与其职业行为相一致。我们在夏天拜访某人时，在客厅里发现一个装饰精美的圣诞树，就会感觉有些“困惑”。你失去了对一致性的控制，不知道什么在等待着你。因此，你不知道在这种情形下你该如何表现。它并不总是导致不确定性，有时甚至会导致“不恰当的”行为。

案例研究　吻

一位痴呆症患者认不出他的妻子，但他知道如果他们俩一起去散步，通常会手挽着手。有一次，一位新来的女理疗师提议同他一起去散步。他认为这是个好主意并将她看作自己的妻子，做出了相应的丈夫的行为：他伸手揽着治疗师，时不时吻吻她。当理疗师拒绝时，他变得愤怒，甚至将她推开。理疗师不理解他为什么变成这样。他以前总是喜欢散步，但这次却非常生气。理疗师试图分散他的注意力，最终他们手挽着手地继续走，他又一次给了她一个吻，她很纳闷。散步以低沉的气氛结束。理疗师在档案里写到，如果有人要与他一起散步，他们没有必要接受他的吻，最好还是马上走回去。

散步时的一致性对他来说是难以理解的，因此让他感到不安。“他的妻子怎么突然对他表现得这么奇怪呢？”当他们一起散步时，他习惯于偶尔给她一个吻。现在不允许他这么做了。对他来说，那位理疗师就是他的妻子，因为她和他一起散步，这就是他发现的关联。理疗师应该意识到这一点，因为对这位患者来说，散步的情形意味着手挽手，偶尔亲吻一下。

（重度）依赖护理的患者中几乎不存在构建结构的能力。超越“此时此地”的概念通常是不存在的。因此，对他们明确且始终如一的关心和关注是非常重要的，只有这样才能提供足够的安全感。意识水平较低或心理发育年龄较低的人很难在没有明确支持的情况下组织起经历的关联。我们不得不反复地帮助他们来阐明他们的条件。例如，你是在浴室而不是在厨房灶台上照顾被护理人；你不会通过把他送到床上来惩罚他，因为床相对来说是个提供安全感的地方；你总是让他进屋的时候脱下外套；你在生日聚会结束时把装饰品清理干净。如果你在冬天把雪橇、冰鞋、羊毛帽等那些使人联想到冬天的物体摆放出来，或者在春天的时候把鲜花放在桌子上，将非常有助于患者关联到相应的季节。在小学里你也会看到同样的事情。年幼的孩子们正忙于各种主题，早早地学会了什么是属于生日、圣诞节、圣诞老人、夏季和假日的东西。

案例研究　用餐

有些被护理人在用餐时焦躁不安。比如，休斯先生坐在桌旁哭着要吃东西，安德森太太甚至一坐在桌旁没几分钟就把假牙扔了。

其他住院者看到这样的反应是纷纷要求他们俩表现正常些。这个状况使得护理人员们在准备食物的过程中变得暴躁起来。他们已经如此繁忙，现在还有这两个患者捣乱。我问护理人员为什么他们俩这样，他们回答我，“因为他们患有老年痴呆症”。这确实是部分原因，但肯定不是唯一的原因。焦躁不安的行为在痴呆症患者身上确实比较常见。挖掘出患者做出这种信号行为的原因很重要。

如果被护理人在构建框架时遇到问题，你只能在实际用餐之前再摆好餐桌。摆好的餐桌意味着“我们现在要吃饭了”。如果我们提前摆好了餐桌，这两位被护理人就会在桌旁坐下来并想要开始吃饭。然后有人说：“等等，我们要过会儿才吃饭！”这会让他们俩感觉不理解以及不安全，他们就会表现出信号行为。你可以在基本没有时间概念的被护理人身上看到这一点。他们需要指导和安全感，所以需要把他们放在非常清晰和整洁的环境中。“等一会儿”对他们来说没有意义。对于他们来说，唯一清晰的信息就是摆好的餐桌表示食物已经准备好了！

形成性框架

这里的核心问题是：我可以做我自己吗？这一领域所涉及的经历与一个人的独特的外形和性格有关。形成性框架意味着根据你的个人环境塑造自己。这一框架的目的是你可以而且应该做你自己，因为你可以发展自己的个性和特性。你可以考虑一下你房间的布局、穿的衣服、走路和观察的方式、使用的香水、吃完饭后打嗝、以及害怕蜘蛛。

如果无法“选择”你想要成为谁，就不可能构建形成性框架。这是一种自我控制的形式。如果你在某些情形下不能做自己，这会增加你的不确定感。你以你自己的方式应对特定的情况。如果你不能这样做，你的形成性框架会让你要求得到关注甚至拼命呐喊，“让我成为我自己，我想成为我自己！”

很重要的一点是，你要看到并保护每个被护理人的个性。你需要比以往更清楚地意识到每个人都是独一无二的，你的被护理人也是！因此，你要为他创造条件，让他拥有并保持自我。如果他出去的时候总是喜欢把手帕的一角放在鼻子上，你应该意识到这是他的专属动作。对于那些意识水平较低或心理发育年龄较低的人来说，他们在没有我们帮助的情况下不可能组织他们自己特定的经历。但这并不意味着他们没有可以安抚他们或提供安全的特定经历。例如，一位心理发育年龄为两岁的成年人总是想要穿黄裤子，即使这裤子和他的球服一点都不搭。穿黄裤子是他的典型特征。如果这位被护理人能说话，他会说，“我穿着黄色的裤子就是我自己，我觉得很舒服”。另一个例子是一位经常打鼾的被护理人。我们知道打鼾是他的“典型特征”，我们绝对应该让他继续，即使他的“呼噜声”惹恼了我们。他不必解决“我们的”问题。

如果四个框架区域中有一个核心问题的回答是“不”，那么这个特定的区域将需要得到最多的关注。假设某人牙痛（身体相关的区域提供刺激），疼痛会引起注意。这就使身体相关框架区域占主导地位。他会竭尽全力来阻止这种痛苦。他会起床找止痛药，或打电话给牙医，或通过专注于其他事情来分散疼痛的注意力。再举一个例子，如果有人总是坐在他的“专用”椅子上，当其他人坐在他的椅子上时，我们就需要关注他的关联性框架。想想你自己有许多固定的位置，在这些位置你坐着开会、茶歇或吃饭。如果“你的位置”

被占用了，你会怎么样？你通常会设法得到这个固定的位置。

最后一点：如果非常依赖护理的患者在任何框架区域都表现出不安全感，他们将通过生理信号行为来表现，比如坐立不安、抓耳挠腮、舌头发出啧啧声、撞头、磨牙、呐喊或尖叫。这时就需要你来解释这些信号，赋予它们意义。因此，你应该经常询问该被护理人可能面临哪些框架区域的压力。

反思题

身体相关框架

1. 你的身体何时感觉不安全?
2. 这是否会影响你的行为?
3. 你如何在周围环境中清楚地表明这一点?

关联性框架

4. 你周围的环境何时不可靠?
5. 你如何在周围环境中清楚地表明这一点?
6. 什么时候可靠?哪些条件很重要?

结构化框架

7. 什么时候情况混乱或不清楚?
8. 你如何在周围环境中展示这一点?
9. 何时对你来说是清楚的?重要条件是什么?

形成性框架

10. 你的典型特征是什么?如果你不能做你自己,将会发生什么?
11. 你如何在周围环境中清楚地表明这一点?

合作监管（co-regulation）通常是人际关系中的一个重要概念，对被护理人尤其重要。这是人际交往中相互影响的一个过程。无论多么简单，它都是关于人与人之间每一次接触的本质，也是一种移情的过程。这种接触和相互影响的质量是非常重要的。这意味着，在每一段关系中，彼此的行为、思想和感情都应尽可能地保持一致。我们把高质量和低质量的合作监管区分开来。

- 高质量的合作监管

  这意味着有更大的把握让他人感到安全，被关注和被支持。如移情和积极倾听等概念都非常重要。

- 低质量的合作监管

  这意味着他人感到不安全、愤怒或不开心。他几乎没有得到帮助。对于寻求帮助的人几乎没有作用。

护理人员决定了接触的质量。这需要高警惕性、强观察力以及与被护理人相关的个人行为的知识。高质量的合作监管促使你为了被护理人费尽心思。最重要的是，对于看似微不足道的信号，你应该睁大眼睛，竖起耳朵。在与被护理人之间的直接接触时，可以用摄像记录下来。这样，只需要进行一次对摄像观察的后续讨论即可涵盖交流的各个方面。请仔细观察在你和被护理人之间发生了什么语言和肢体交流，从而获得关于合作监管质量的额外信息。讨论是件好事，可以证明低质量的存在，可以反思自己的行为，并从同事那里得到有关提高质量的建议，也可以得出结论：你不是唯一可以与他进行深入接触的人。你会意识到，对于被护理人来说，如果合作监管是低质量且没什么效果，那是多么痛苦和孤独。在我看来，低质量的合作监管不论是暂时还是长期的，护理人员都不太可能被调离。

依赖护理的患者，其许多决定都是别人替他做的。他必须接受“你是他的导师，她仍然是他的个人护理人员，这个实习生现在将照顾他，那位女士是他的心理学家”。他通过发出难以被辨识的信号来表明这些专业人士并不是让他觉得安全的人。你的回答可能是：“这位患者太难搞了，他什么都不想要，我们只能对付他，没其他办法！”你可以简单地把后一种观点称为低质量的合作监管。

当我们自己不需要依赖于护理，我们就能挑选出“我们的人”。我们选择那些让我们感到熟悉和安全的人。然后就有了高质量的合作监管。当我们变得依赖护理的时候，我们就“应该”和分配给护理我们的人在一起感到安全，因为他们是专业人士，或者因为现在只能这样。在职业培训中应该更加关注。专业人士，甚至只是实习生，从一开始就处于主导地位。是否存在高质量或低质量的合作监管似乎并不重要。

如果有人跟你在一起觉得不安全，而你目前是唯一的护理人员，那么十有八九他会表现出“困难、麻烦、不安的行为”。

我认为，我们可以向管理人员提议，如果我们与被护理人不“合拍”，低质量的合作监管就会存在。在这种情况下，另一位同事就应该被“精心安排”。但反过来说，如果被护理人与你不“合拍”，事情或者进展缓慢，或者停滞不前。

反思题

1. 你知道任何有关低质量合作监管的情况吗?
2. 你能举出一些高质量合作监管的例子吗?
3. 与被护理人充分沟通是否总是意味着高质量的合作监管?
4. 如果被护理人不希望得到护理人员帮助，治疗方案是什么?
5. 你是否遇到过被护理人不希望你帮助他们的情况?
6. 如果合作监管质量较低，这是否就意味着被护理人不喜欢你或你不喜欢他?
7. 前一章讨论了偏好和厌恶。如果有高质量的合作监管，被护理人是否会偏好于你?
8. 有种说法:“高质量的合作监管只与你的工作有关。”你怎么看?

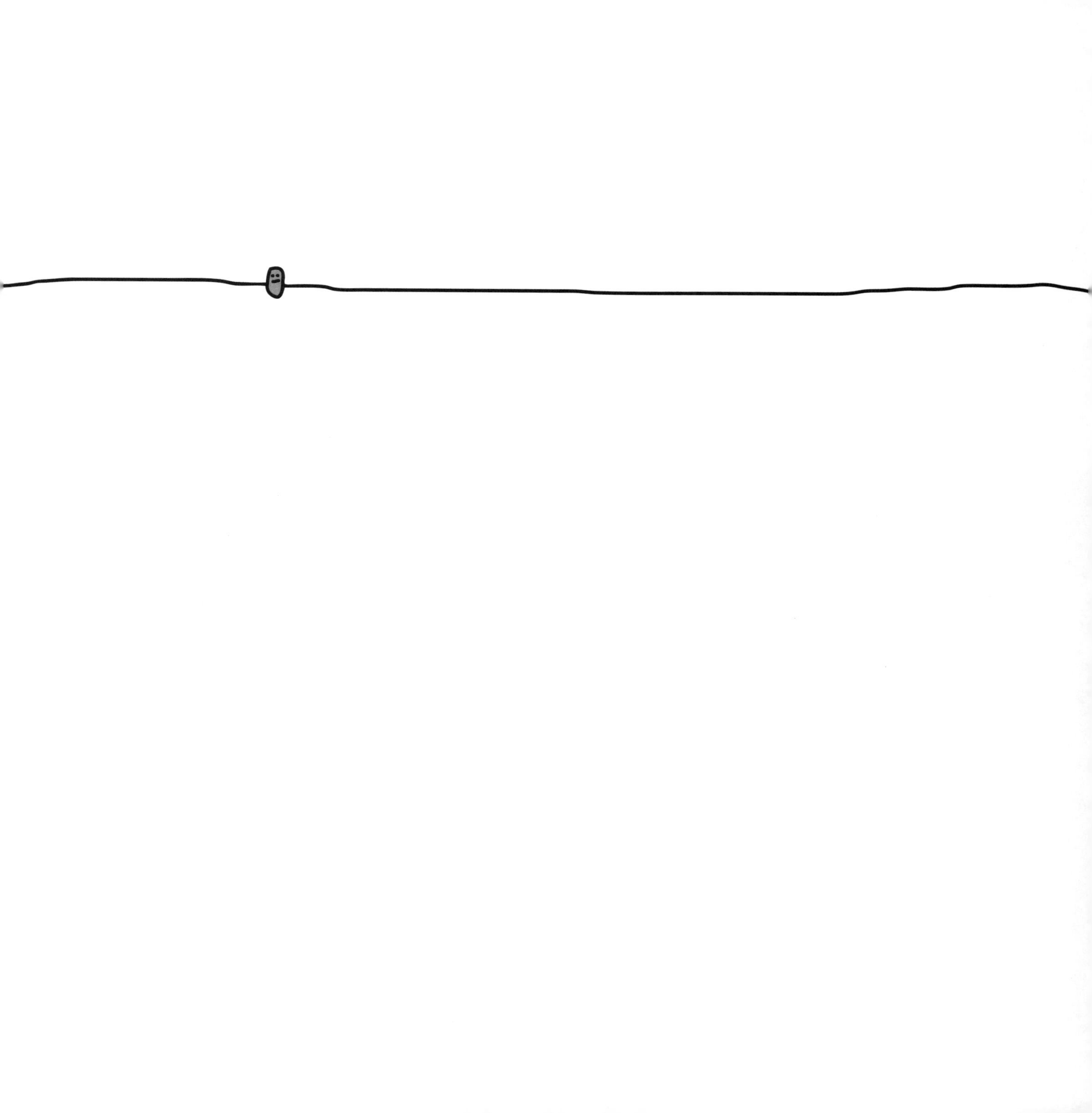

那些不愿意说或者难以说出问题的被护理人通过“问题行为”来显示存在的问题，比如攻击、逃跑、自残、偷窃、说谎、咬人或者呻吟等。对于非常依赖护理的患者或年幼的孩子来说，发出生理信号是为数不多的选择之一。这些信号包括哭泣、大笑、尖叫、发出“奇怪的”声音、扭动、爬行等。这是他们向我们说明事物进展的方式。我之前描述过，你最好把这种行为看作是信号行为，试着去识别它们，并赋予它们意义。为了能够做到这一点，你必须不断地尝试理解被护理人的担忧。这就需要创造性思维，不受任何偏见的影响，我们把它称为“打破陈规”。这是反思行为的好方法，因为你可以通过释放你的想象力来获得新想法。幻想就是自由发挥所有可能的想法。不要马上想到“这可能是不允许的，或这绝对是不允许的”。去和你的团队一起坐下来开始头脑风暴吧。把每个想法用关键词都写在黑板上。通过这种方法，你可以让每个人都有深刻的见解。这可能导致某人突然“看到”信号行为的意义。下面的四个案例研究阐明了“打破成规”的思维方式。

案例研究

难道不热吗！

汉克，一位 48 岁、心理发育年龄仅为 8~12 个月的男性，每天下午都坐在日托中心的椅子上。他经常来回摇动椅子，有时几乎是持续不断地，有时一动也不动。如果摇动得很厉害，他会突然从椅子上站起来，走到窗前。一到那儿，他就把脸贴在窗格上向外看。然后他跑回椅子，又摇了起来，一会儿又站起来，走到窗前。这种模式每小时大概重复五次，一连好几个小时。在一次集中的团队会议之后，他的古怪行为被大家所接受了。这个行为变成了汉克的常规行为，不这样做他就会变得焦躁不安。因为这样的行为重复太多已经被强化，他们便决定随他去吧。

关于对汉克这种行为的看法的问题，答案是“随汉克去吧，这就是他现在的样子。”尽管可能出于好意，但是这意味着汉克的信号行为被完全忽略了。如果你问团队为什么汉克会表现这种行为，每个人意见不同。有人说“他很无聊”，也有人说“这是汉克的强迫行为”；有人声称“他从不坐着不动”，也有人评论“这是一种快乐，你经常在汉克这样的人身上看到。”事实上，没有人知道原因。

汉克似乎很快乐。他不是任何人的负担，所以让他继续吧！如果他要是成为别人的负担，那么也许还可能采取一些行动。汉克发出的这些信号——坐立不安，站起来，把脸贴在窗户上，又坐下来——意味着什么？

汉克无法说出他为什么要这样做。他以自己的方式通过发送信号来显示正在发生的事情。有些团队成员仔细观察了汉克所做的每一件事。需观察问题都是事先拟定好的。我曾把它们都写了下来，来显示我们可以观察到多少细节。我们想解释的行为的发生原因可以存在于在整个行为过程的任何时间。

他们问了如下几个问题：

- 他是如何准确地坐在椅子上的？他的手和腿放在哪里？
- 他会在任何特别的椅子上摇晃吗？如果是，哪一张椅子？
- 汉克什么时候摇晃？他有摇晃的固定时间吗？
- 他只是在日托中心摇晃，还是在家里也摇晃？
- 他和某些护理人员在一起的时候摇晃吗？
- 如果周围有特定的被护理人，他会摇晃吗？如果是，是哪个被护理人？
- 他的摇摆是否有规律？如果是，是什么规律？
- 汉克什么时候站起来？他收到外面的信号了吗？
- 汉克是怎么站起来的？很快地，安静地，缓慢地还是以可控的方式？
- 我们所说的很快地，安静地，慢慢地以及以可控的方式是什么意思？
- 他很快还是很慢地走向窗口？
- 他总是去同一个窗口吗？如果是，哪个窗口？
- 他把哪一侧的头靠在窗玻璃上？
- 他将头靠在窗玻璃上多长时间？
- 汉克在那一刻有没有看着什么东西？如果是，他看着什么？

- 他什么时候往回走？
- 他如何往回走？快速地，缓慢地，专注地，还是绕道而行？
- 他是如何坐下来的？很快地还是很慢地？
- 他在看什么？
- 他什么时候又开始摇晃？描述一下实际情况。
- 他摇晃有固定的时间吗？

所有可能的答案都被写了下来，并就一段汉克的视频进行了讨论。最终，当被问到汉克有什么问题的时候，他们找不到令人满意的答案，直到有位员工想出了模仿汉克行为的主意。她坐在汉克的椅子上，开始摇晃起来，走到窗前，脸颊紧贴着窗玻璃往外看。然后她走回椅子，又开始摇晃。这种模仿就是“打破成规创造性思考”的一个例子。这名员工像这样试着获取新信息的方式真是一大发现！当她用脸颊贴着窗户时，她感觉很冷。通过这段经历，她马上意识到房间里很热。这是否有助于汉克的行为？他会不会太热，因此在窗口试着凉快一下？他们讨论了这个话题，然后一位同事说汉克经常很热，他很想凉快一下。

日托中心的暖气总是在二十度，室内非常暖和，这是个典型的现象。因为许多被护理人容易感冒且很少在室内走动，所以温度如此之高。他们给汉克试穿了各种各样的衣服，并观察他的反应。最后，即使在冬天，他还是穿上了更少的衣服。他在客厅和日托中心只穿一件T恤衫和一条薄裤子。结果是，汉克现在安安静静地坐在椅子上，变得更加灵敏了。你可以想象，这对他来说肯定是一种安慰，因为终于有人认真对待他了。

本案例的教训是，你必须继续寻找行为的原因。如果你不确定的话，你应该小心避免仓促地把某物称为强迫性的，或者说"他就是那个样子"。为了继续寻找，你必须对被护理人有真正的兴趣，你必须想方设法地去理解他。本案例只是关于不烦扰他人的不太明显的行为。这个护理团队认为汉克的行为没什么不好，最终接受了汉克的行为。在实践中，有人一定会不时发出许多信号，来或多或少地迫使我们无法接受他的行为。幸运的是，一位团队成员想到模仿汉克，这解决了他的问题。

案例研究　在路上

由于痴呆症不断恶化，布莱特太太已经在一个养老院的封闭病房里住了一段时间了。因为人手不足，很少有护理人员或志愿者能陪她外出，所以她永远也不能走出养老院。这样的情形让她的儿女们觉得不太开心：母亲是农妇，过去常常在屋子附近“自由放养”，她一直是一位活跃的女士。最终家人决定让布莱特太太住在“客栈管家”(de Herbergier)，这样对她来说更好。“客栈管家”是荷兰连锁的老年痴呆患者护理院。大家一致认为，如果布莱特太太要出去走走，一开始要有人陪着她，让她熟悉新家周围的环境。她可以随心所欲到外面去，但也要同意被带回屋里。她总是待在人行步道上，仔细地看着来往交通。几天之后，她甚至走到人行横道上，按下“十字”按钮，等它变绿，然后自己过马路。她在面包房和理发店待了一会儿，然后走到教堂广场。这位女士显然选择了短时间散步。如果累了，想回去，对她来说很容易走回去。没有人需要问，“你累了吗？你想回去吗？”

六周之后，人们决定不密切监督布莱特太太，只是在远处跟着她，甚至有时让她走出视线之外。她走到外面，走向人行横道、面包店和教堂广场。这一次她没有转身回来，而是继续向离家更远的方向走。护理人员在布莱特太太后面隔着一段距离走，有麻烦也不去干预。他觉得布莱特太太必须自己决定想去哪里，要走多久。她越走越远，甚至走出了村子。他真的很担心她的身体状况，因此决定打电话请“客栈管家”派车。司机（其中一名员工）向她驶来并停下来问她是否愿意和他一起回家。她表示非常疲倦，非常愿意和他一起回家。

“试验失败了”，这是学生们听完我讲的这个故事的反应之一。“你可以发现这位女士没有监督就不能外出”，这是另一个评论。我能理解这些反应，但我们必须不断地提出问题。第一个问题：是什么原因让这位女士不停地往前走？她想通过这说明什么？司机问她为什么走那么远。答案既令人惊讶又使人无法生气：“总有人跟在我后面，我去哪里就跟到哪里。我看不清是谁，我很害怕，所以我只能飞快地继续走下去，不敢走回去。”她没有发现“某人”是“客栈管家”的员工。现在，布莱特太太无论何时想出去散步都可以出去，没有监督，只要让大家知道她什么时候走就行。他们每次问她打算在外面待多久。她的回答总是，“一整天！”

“客栈管家”的原则之一是他们的客人（他们如此称呼被护理人）不会关在屋子里或院子里，他们甚至可以到街上去。在正规的封闭型机构里，这是一个不同寻常的概念。

被护理人待在精神病院是保护他们远离危险，但代价是他们不得不被迫生活在封闭的病房中。在正规的机构里不会有布莱特太太这样的试验。

案例研究 碎玻璃带来幸福感

23 岁的阿特生活在发育障碍治疗机构中。他的心理发育年龄是 8~9 岁，并患有自闭症。阿特喜欢将每一天都过得井井有条。衣服应该按照特定的顺序穿。如果有别人强加干涉，他会变得焦躁不安。如果继续干涉他，他就会咬别人的手。这是阿特表达抗拒的信号。很多时候，直到阿特开始咬手，别人才会停止干涉他。

问题：阿特为什么坚持我行我素的穿衣方式？这一现象好不好？还有一个更大的问题是，阿特总是喜欢摔碎玻璃制品。如果他在厨房里看见一个玻璃杯，很快他就会把它摔碎。即使是在聚会上，只要他看到周围有任何玻璃制品，他就会以迅雷不及掩耳之势将它们摔碎。行为学专家一致建议，在阿特看得到的地方不应该再出现任何玻璃制品。

自那之后，护理人员设法把公寓中所有的玻璃杯都锁在橱柜里，并且把钥匙藏在阿特找不到的地方。他们现在用的杯子都是塑料杯。然而即使这样，问题依旧没有解决，因为如果阿特去别处玩，还是会见到玻璃杯就摔。唯一需要回答的问题是：为什么？而不是怎样才能确保他不再这样做了。经过对自闭症谱系障碍的具体特征进行更深入的观察后发现，阿特摔杯子是因为喜欢听玻璃摔碎的声音。在他亢奋的时候，这种声音能让他平静下来。玻璃的粉碎声给了他安全感，这是他对周围混乱世界的唯一领悟。把玻璃杯换成塑料杯无疑是剥夺了他的安全感，带来的后果是他白天开始越来越频繁地咬手，甚至开始自残，行为学专家普遍称之为强迫行为。我们想让阿特从这一行为负担中解脱出来，将强迫行为视为有意义有时可能会更好，不妨从“强迫症”的角度研究这一症状。

因此，下一个要解决的问题是，我们如何才能通过另一种方式帮阿特重新找回安全感？最终，专家们找到了一个创造性的解决方案，那就是让阿特推着手推车每天挨家挨户回收旧玻璃。

当阿特的手推车装满时，他就需要把玻璃统一扔到集装箱里。让阿特习惯每天只打碎一次玻璃耗费了一些时间，但这种强化行为疗法最终获得了成功。他的这种“强迫症”得到了很大的改善。现在，阿特的行动不再受到限制，虽然有时候他仍然忍不住要打碎玻璃，但主管承诺让他稍后或次日再次拿起并粉碎大量的玻璃杯，这样足以带给他安全感。当阿特亢奋不安时，护理人员会给他“备用玻璃”让他摔。这种未雨绸缪让阿特的症状有了很大起色。在护理人员的监督下，他的“咬人行为”几乎消失了。因为主管现在将其视为信号，该团队将对这种咬人行为保持警惕，并约定：一旦不再清楚信号的含义是什么，团队就会停下来思考，而不是禁止或忽略这种行为。

案例研究

丑陋的绿色

玛丽亚，一位心理发育年龄为 2~3 岁的 30 岁女性，喜欢用手指甲刮卧室墙壁上的泥灰。她喜欢一进房间就开始刮泥灰，直到手指流血才会停止。这一现象是从她搬进新公寓后开始的，而且她只刮自己房间的墙壁。专家团队想要找出玛丽亚这么做的原因。

专家们试着阻止玛丽亚白天进入卧室。天黑的时候，她会安安静静地躺在床上，然而一旦灯打开了，她又会开始用指甲刮墙。医护人员为了防止玛丽亚伤害自己，会尝试尽可能多地分散她的注意力，但大多数时候并不奏效。于是，他们决定把墙壁涂上光滑的水泥，从而减少刮擦对她造成的伤害。尽管这样，她还是会不停地用手刮墙壁。有些时候，她甚至会因为焦躁而自残。

为了找出背后的原因，团队开始进一步研究为什么玛丽亚会一直这么做，她喜欢刮墙吗？是因为无聊吗？还是她很享受创伤带来的痛苦？亦或是强迫症吗？还是她房间里的墙壁有什么问题？最后一个问题让团队跳出了固有思维，于是有人猜想，或许原因在于她不喜欢墙壁的颜色。这让她很恼火，她想通过抓墙来改变它。为了验证这一猜测，专家采取了如下措施：让一位护理人员跟她一起浏览墙纸样品手册，让她选择喜欢的墙纸，最终她选择了一款她称之为“丑陋的”绿色墙纸。把墙壁贴上绿色壁纸后，玛丽亚就再也没有刮过墙壁。

反思题

1. 想象一下如果你不能说话，当你感到不舒服时，你会给出什么身体信号?
2. “难道不热吗!”这一案例研究表明，读懂一个信号是多么重要。你是否认为你已经足够了解被护理人了?
3. “摔碎玻璃带来幸福感”这一案例研究表明，你必须不厌其烦地寻找“问题行为”的原因。你是否花了足够多的精力去寻找原因呢?
4. 刮擦墙壁被描述为“强迫行为”。在这种情况下，事因或许并非如此。我们又该如何管控所谓的“强迫”行为?
5. 如果行为学专家坚持认为“这是强迫行为”，你会怎么做?
6. 这些案例研究能否帮助你从不同的角度看待“问题行为”?
7. 假如你让同事阅读这些案例研究，他们会对“问题行为”有不同的看法吗?

如果没有档案，我们的生活会是怎样?许多权威部门都有一份关于我们的档案，比如税务局、医院、公司等。一份档案可能包含了与我们有关的一切信息。这有什么作用呢?档案使这些部门能够了解“客户”的各种具体问题。他们可以通过数据库快速找到和我们有关的信息。我们的档案对我们的生活至关重要。

显然，护理人员也非常重视被护理人档案的内容。顺便说一下，档案这个术语比以前用得少了，现在还有其他名字，比如护理计划、生活计划、护理—生活计划、个人计划、行动计划、治疗计划、支持计划。许多方面影响档案的记录。负责人员是谁?谁编辑了它?所记录的事情是什么时候发生的?它多久由谁更新一次?谁决定了它的内容?它为什么真的存在?从最后一个问题开始，它是为被护理人提供建立、转移和评估护理或帮助的重要工具。法律规定所有机构都保留每位被护理人的记录。如果不这么做，他们就无法得到资金。

档案中包含许多问题以及其回答，包括:个人信息是什么?他过去的背景是什么?他的家庭情况怎么样?他受过什么样的教育?他的认知、社会情感和性发育年龄是什么?他有哪些疾病或禁忌?他有服用任何药物吗?如果有，都有哪些药?他的兴趣爱好是什么?档案记录着被护理人的每一次问诊以及他的治疗要求;档案也详细说明被护理人应该实现的短期或长期目标。档案中还留有更多的空间可以让护理人员记录笔记或评论，如临时评估、定期团队报告和其他能够改善护理的重要信息。有时这样的文件会涵盖许多年的记录。你可以想象有多少不同的顾问提供了有用的书面信息。

我们必须要问的也是最重要的问题是，是否所有白纸黑字储存起来的数据是正确的？答案是“不”。哪些数据是真实的、客观的？一般来说，你可以说所谓的“护照数据”，如姓名、年龄、性别、地址、婚姻状况等，都是真的。这也包含医疗信息。此外，还有信息在档案中被认为是“客观”的，但事实并非如此。

这里有一个实际的例子：我的学生把一些匿名的档案带到学校，在同行评审课程中进行讨论。随机挑选他们认为正确的信息。这名被护理人：

- 有中度发育障碍。
- 有抑郁症。
- 需要很多关注。
- 什么都不说。
- 患血管性痴呆症。
- 有强迫症。
- 有明确的反社会倾向。
- 永远不能独处。
- 不喜欢身体接触。
- 必须有条有理。
- 非常具有攻击性。

当我们看到这些信息时，我们知道了什么？描述客观吗？也许吧，在陈述句中，

“患有血管性痴呆症”这是一个客观细节。问题是，在这一案例中让我们真正了解他的信息不多！你当然可以提到一些血管性痴呆症的一般特征，但尚不清楚它们在多大程度上适用于这位特定的被护理人。

我将重点介绍另一个具体的例子：“有中度发育障碍”。到底什么是中度发育障碍？问10位同事，他们的回答都有所不同，将这放进档案是没有意义的。你能放什么呢？尽可能详细地描述患有所谓的中度发育障碍的被护理人能做什么，不能做什么。尽可能具体地记录他的认知能力和局限性，包括在他的社会情感能力和局限性。

换句话说，在特定的情况下，你在这位被护理人身上看到了什么行为？用客观的可观察的行为来描述与他中度发育障碍相匹配的信息。

在所有这些例子中，我们必须问的问题是：我们究竟知道什么？这种“客观”信息对我们的工作方式有什么影响？

一份档案包含的信息比被护理人身上显现的要少得多。一千个人心中有一千个哈姆雷特，因此，解释性的信息容易变得主观。我将再举一个例子来说明档案其实并不客观。这是一家老年精神病养老院的护理档案的一小部分。以下三个问题用于了解被护理人的情况：

与他人接触情况如何？

○ 不喜欢集体活动。

○ 喜欢个人活动。

自控能力如何?

○ 喜欢自己控制，喜欢自己做决定。

○ 将控制问题和决策权留给别人。

交际能力如何?

○ 喜欢 / 不喜欢身体接触。

○ 喜欢 / 不喜欢周围的人。

○ 能 / 不能很好地表达自己。

我让学生评价这一部分是否客观。大多数学生认为这些问题是了解被护理人的好方法。如果你更仔细地观察，你会发现没有一个真正的客观的问题，尤其是最后一个关于沟通的问题。在这里，必须回答某人是否喜欢 / 不喜欢身体接触的问题。你不能简单地用叉号回答这个问题。他想和谁进行身体接触? 什么时候? 决不? 有时? 有时是多久一次? 还有一个话题：喜欢 / 不喜欢周围的人。一直如此? 从不? 什么时候? 和谁呢? 拜访太频繁? 一位访客太多了吗? 开着收音机会太吵吗? 最后一个问题是：能不能很好地表达自己。这个问题不够具体。本书详细说明了每个人都可以很好地表达自己，即使只用信号。我们有责任正确地解释这些信号。

如果我们阅读档案中被护理人的初始情况，我们必须意识到信息可能是主观的。在这里，我们可以问如下问题：这初始情况是谁写的? 使用了哪些资料? 信息是多久前写的?

案例研究

我的档案

让我回顾一下我自己的情况。想象一下当时为我记录了一个档案的话，里面会有什么？在第一章中，我描述自己是个“难相处的”孩子。如果有关于我的档案，在不知道我的内心活动的情况下，就会包含主观和负面信息。我的父母会说，“格尔特是个棘手和很难相处的孩子”。我们的家庭医生，学校校长和其他人可能会因为“非常”了解我而被要求讲述关于我的故事。

档案中会记录其他人眼中许多我说的话或做的事。这肯定不会是好事。“我的”档案可能会影响进一步的治疗。专家很可能在一个月之后对我进行评估，而我与最初的情况相比并没有太大的改变。原因很简单，那就是一个月之后我仍然无法说出发生在我身上的事情，以及我在家里所经历的一切。尽管有这些话，但我可能没有足够的安全感去告诉任何人。谁会相信格尔特？假设一名护理人员跟我和我的父母交谈过。谁应该被相信呢？在“我的”档案的进一步发展中，谁的输入会更有价值？其他人的观点和结论被看作是重要的，而没有人知道我发生了什么。想象一下我那位好心的阿姨在开会；她的声音会与专家们同样重要吗？我不确定。简而言之，专家们压倒性地决定了我的档案中的内容。他们因此确定：我哪里出了问题，什么对我是有好处的，什么是决不应该做的，什么是理应做的，如何对待我，忽略了什么，需要关注什么。最终，其他人决定了谁是格尔特。结论：这将会成为“我的”档案，而里面根本没有我！

在专业领域，谁研究得最多，谁就有主要发言权。我经常在多学科小组会议中遭遇这种情况。这些会议讨论的对象是被护理人。然而谁会参与呢？医生、心理学家、主管、团队领导、营养师、职业治疗师、护理协调员、私人教练。即便被护理人熟悉的人可能不多，但他们的家人或朋友和专家们一样重要。

如何解决主观性的问题？ 我们如何才能找出他是谁以及他有什么问题？首先，我们需要尽一切努力与被护理人建立真正的联系，然后尝试维护这段关系。因此，我们必须密切观察被护理人，积极地倾听他的意见。如前所述，我们应该认识到，任何显示的行为模式都是信号，而不是被诊断出的问题。例如，我们应该停下来站在那里，来意识到也许他和你一点关系都没有，可能只是和你的同事有关。所有这些对档案的内容有很大的影响。我们是否能够并且乐意反思与被护理人（我们书写的对象）之间的关系？这是特别困难的。我认为应该有更多的团队会议，不仅讨论被护理人，而且每位参与者都是常规话题。你可能会说，“难道这不是关于被护理人的吗？”但护理人员也牵涉其中，因为他们将这些信息都用白纸黑字记下来。当创建一份被护理人档案或者开临时评估会时，如果把护理人员也考虑进来，记录才可能更客观更正确。讨论会涉及具体的专业知识、经历和意见，也考虑护理人员自己的感受、角色、任务和个人情况。这样的会议允许护理人员对行为专家说，例如，“我看到的被护理人是这样的，因为我每天都花很多时间和他在一起，”或者“我知道这位被护理人不喜欢你。”我们想要这样的讨论吗？我们可以吗？我们敢吗？如果我们善意地进行这样的谈话，那么我们很可能更好地了解被护理人。这种交流的结果使信息更经得起推敲，更接近“客观的”真相，尽管事实上它仍然是主观的。

我们应该对记录的内容持谨慎和小心的态度。它通常是主观的，很难符合被护理人的最大利益。档案仍被视为指导性文件。我们能够提供的帮助在很大程度上取决于档案中所描述的内容。我发现一个档案——它在今天仍然被使用——与其说是有益的，不如说是误导的！因此，只有真实的、客观的信息才能被写在档案里。我认为，错误地描述被护理人的情况更加危险。而且，信息不是“最新的”。太多信息依赖于所谓的“第一印象”。我们对于这些因素导致的共同结果所做的改变太少。下面我想举一个有深远影响的“陈旧”信息的实际例子。

案例研究

不能看

不久前，我班上的五名学生参与了一个针对老年痴呆患者的项目。他们去了一家位于荷兰斯海尔托亨博斯养老院的封闭病房，与护理人员讨论了五位想和他们一起去圣詹姆斯大教堂的被护理人。这五位被护理人都坐着轮椅，来自城里。参观大教堂对学生们来说似乎是个好主意。但是学生们主要得到的是不那么“正面”的信息，比如被护理人的身体状况、护理禁忌、坏习惯、难相处的行为，还有所谓的“一切小心”的提醒。他们很少被告知被护理人喜欢或享受什么。学生们带着一些“忧虑”前往荷兰斯海尔托亨博斯中心。他们参观了大教堂，就着被称为“登波士球”的地方风味小吃（炮弹形状的巧克力泡芙）品尝了咖啡，并逛了市场。总而言之，这是一次非常愉快的郊游。

没有一位被护理人抱怨学生或表现得“很难相处”。我的一位学生不夸张地说：“我都看不出他们患有痴呆症。”整个团队大约在两小时后回到了养老院，刚巧还遇到了在窗口的部门主管，他向所有人挥手问好。回到了养老院后，编内员工便接管了这些被护理人。紧接着，部门主管和护理协调员进行了评估。随后进行了热烈的讨论，每个人都对这次旅行充满热情。在会议结束时，主管提到一位特别的女士，引起了大家的注意。她对一名学生说：“我发现当你和汤普森太太说话的时候看着她。我看见你站在她面前，甚至弯着膝盖看着她。是这样吗？”这名学生显然很高兴，也很自豪能被选中，因为他做了一切在学校里学会的事情，他说：“是的，我是这么做的，我从开始就是这么做的。”主管立刻转向护理协调员，用略带责备的语气问道：“难道你没有告知这位学生他不应该看汤普森太太吗？档案说明了眼神交流会让她行为抓狂，难道你没说吗？”护理协调员显然忘了提供这一信息。这位学生当场表示，汤普森太太看起来挺喜欢进行眼神交流的，她从没有做过任何让他感到不舒服的事情。

这听起来很荒谬，但很不幸，这是真的。或许她不止一次因为眼神交流而行为抓狂，然后就有人在眼神交流和她行为抓狂之间建立了直接的因果联系。结果就是，团队内部一致同意，在活动期间不要和她有眼神接触。

这是半年前的档案信息了。几个月后，当我和同一部门主管谈论档案中的任命 / 任务 / 笔记时，她说“不要和她有眼神接触”这条建议依旧保留着。在她看来，汤普森太太没有抓狂只是因为原因是我的学生当时很幸运。

读完这个案例，你会发现这是个令人难以置信的故事。不幸的是，这是个完全真实的故事。档案决定了许多被护理人的护理方案，但希望与汤普森太太的案例相比不那么令人难过。希望如此！

反思题

1. 想象一下你第一次开始为被护理人服务。你怎么做？你是否会阅读档案？
2. 你认为哪些信息应该放在档案中？
3. 你发现哪些信息在你的工作中是多余的或阻碍的？
4. 想象一下你在车祸后处于昏迷状态。你最多在档案中列出五个细节。哪五个细节是护理人员必须知道的？
5. 为什么只是这五个细节？
6. 假如你有了一位新同事，他不能看被护理人的档案。你会给他描述该被护理人的哪五个细节？
7. 谁应该参与编纂档案？谁负有最终的责任？
8. 你多久更新一次档案？这由谁负责？
9. 你认为档案应该多久更新一次？

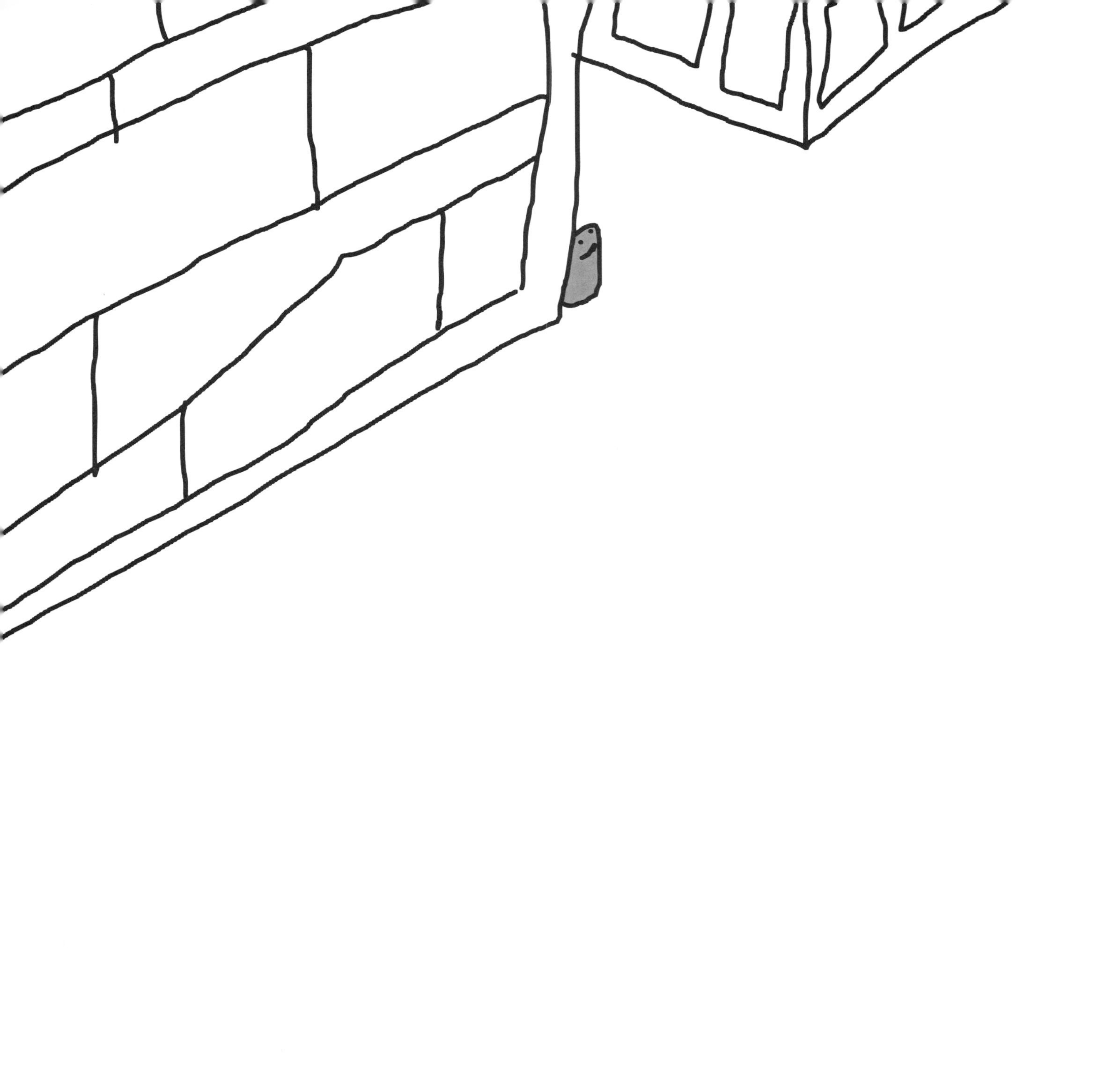

如前一章所述，患者档案事关被护理人的照顾和指导。阅读一份档案最重要的是要知道谁写的信息，谁又参与其中。此外，档案中的内容很重要。这些信息往往是主观的，不完全是“最新的”，这并不真正符合被护理人的利益。其实，还有一些原因也导致了一份档案看起来不够充分和精确：那就是对档案的解读。我主要关注阅读时的两个方面。

人们读到什么?

你在看什么?你对哪些内容感兴趣?如果学生在同行评审中提出被护理人的情况，我的第一个问题总是，“告诉我一些关于他的事情。”得到的答案往往是被护理人的局限性：他有哪些障碍，他有什么怪癖，护理人员发现什么问题，某人有什么问题。简而言之，这尤其体现在消极方面。实际上，很少会提到“幸福”。我认为至少同样重要的问题是，“你能否说出他喜欢什么?你知道什么趣事吗?他是否偏爱某种音乐?他最喜欢的颜色是什么?他喜欢什么食物?他最喜欢的动物是什么?”

护理人员在培训期间经常会出现问题。他们主要讨论患者的障碍、疾病、残疾、烦恼，被护理人不喜欢什么，哪里难相处。“这位被护理人有什么问题?”这一问题似乎比“这位被护理人是谁”更重要。我们似乎更感兴趣的是有什么问题，而不是某人积极有趣的方面。这让我感到惊讶。在我们个人生活的遭遇中，我们不会关注其中的问题。似乎当我们在讨论某人的问题时，我们自己是护理工作者，他人的伤残或残疾对我们来说似乎很重要。

如何读懂被护理人？

如果你读了被护理人的档案，你应该考虑一下你和他的关系。你认为他是个好人吗？你怕他吗？你认为他看上去“恶心”吗？你跟他在一起“一无所获”吗？你是否认为他是个“问题案例”？如果我们在阅读档案之前碰巧被告知某人很“难相处”，然后我们就会在脑海中带着这个细节进一步阅读。我们很可能会相信他确实是个“老大难”的“证据”。如果事先被告知被护理人非常不守规矩，每个人都会以不同的方式“开始”。这显然对你与他的接触有影响，而这反过来又会影响被护理人。从逻辑上讲，提前获得被护理人信息的目的是用这一信息来为他服务。你会看到档案中的内容是“正确的”。重要的是要认识到解读信息的角度。换句话说，你解读有关被护理人信息的角度，也会体现你自己的某些经历。

案例研究 摆脱她

在珞蒂的档案中，她是这样的：珞蒂很快就变得有攻击性，她的行为不可预测，她有严重的依恋障碍。以前护理过她的大多数护理人员都认为，她的态度非常消极，很难护理，其他被护理人也怕她。珞蒂现在有五个不同的居住地址。尽管她只有 13 岁，但是她很强壮。如果变得有攻击性，她甚至会攻击护理人员。

一旦珞蒂变得具有攻击性，你必须立即呼叫援助，否则她会失去理智。你必须尽快让她离开客厅，并把她锁在自己的房间里。锁起来她会破坏房间里的东西，但至少不会波及其他人。珞蒂很可能只能接受“一对一”的监督。我们将在团队中尝试一对一的护理。如果这还不成功，那么她就只能转院了。

大多数人得知这些信息后会在遇到珞蒂时不知所措，而另一些人能会将其看作巨大的挑战。无论如何，每个人都会特别“注意”。一旦珞蒂以任何方式开始大声说话或抱怨，一些护理人员将会认为，“她现在开始变得很难相处，我必须格外小心。”你的脑海里已经出现了橙色预警，手中握着传呼机，时刻警惕。这样的后果可能是，珞蒂真的抓狂了。你立即呼叫同事，抓住她，把她关进房间，她开始破坏东西，然后你在她的档案里写着，“珞蒂今天又具有攻击性。我真的很怕她。我认为她不能继续留在我们这里。”在读完这个案例之后，你应该询问白纸黑字写在档案中的所有负面信息的价值。你作为团队成员，最好回答以下问题：珞蒂是因为感觉不安全才具有“攻击性”吗？是因为她被不停地转院吗？是因为护理者只看到珞蒂的这一面吗？是因为害怕护理者，感到不安全所以才抓狂的吗？我将“攻击性”放在引号中是因为我们将她的行为理解为具有攻击性。

多学科小组会议中经常共享主观信息，尤其那些“重要”参与者、医生或心理学家描述的主观信息，都被当作事实来看。他们比护理人员的话更令人信服。在这种会议期间，如果行为专家简要地将被护理人总结为患有轻度发育障碍、很难应对压力、很快变得具有攻击性、恐吓他人以及无法忍受批评的人，那么每位与会者都确切地听出或想到什么？每个人都会畅所欲言地说出他所听到或想到的吗？我认为这种情况太少了。而每位参与者必定会根据他所听到的或认为他听到的内容来参与讨论，每个人都会用自己的理解来详细说明这段对话。事实上，参与者没有意识到在多学科小组会议中讨论的是“各种各样的”被护理人，而不仅仅是一个人！明智的做法是经常停下来，询问每位参与者在这种讨论的过程中听到了什么。

我在本章中所描述的每一件事都很清楚地表明档案应该只包含真实的、客观的信息。护理人员遇到的“真相”太多了。如果你把你的一种观点被当作事实记录在档案里，那么你至少应该提到这是你的观点，而不是写道：这位被护理人就是这样。在珞蒂的案例中，应该是“珞蒂给我的印象是具有攻击性”，而不是“洛蒂具有攻击性”！

对以下几个方面要保持警惕：谁在记录档案？信息来自于谁？写的是什么？什么时候写的？多久记录一次？谁阅读档案？他读到什么，没有读到什么？

下一个案例是乔恩的中期评估的一部分，来自他的个人档案，我已经把我问学生的问题记下来了。

案例研究

这是乔恩

乔恩是个 23 岁的男孩，非常友好，喜欢聊天，爱社交。他可以从一些小事中得到乐趣，例如品尝美味的食物，或在阳台上喝杯可乐。他的心理发育年龄是 12~14 岁。他喜欢女孩子，但他说“女孩子们不喜欢我”。我们认为他是性欲过剩，他总是谈论胸部和臀部。最近我们甚至在他房间里发现了一本色情杂志。乔恩没有真正的朋友，但他认为和其他病友一起出去很有意思。此外，他非常喜欢电脑。如果有机会，他宁愿没日没夜地在电脑上玩战争游戏和其他暴力游戏。与此同时，乔恩知道如何在电脑上找到色情内容。如果他不明白某事，他就站在门口咒骂护工。这种消极行为几乎是不可阻挡的。乔恩生活得相当独立。他偶尔也需要 ADL（日常生活）和财务方面的帮助。他也非常粗心，必须受到监控。他翻来覆去地说同一件事，并且语无伦次。乔恩似乎是孤独症患者。此外，他还患有癫痫，平均每个月发作一次，这对他来不是大问题。乔恩在洗澡的时候需要护理人员注意。他更喜欢实习生，他经常爱上她们，并发表恼人的言论。你应该对乔恩说清楚不应该做什么，否则他就会继续下去。你必须确保他不酗酒。他非常固执。例如，他父母是天主教徒，他们认为乔恩应该每周日去一次教堂。他不去的原因只是认为自己可以为自己做决定。

我给了学生如下问题:

- 你是否认为乔恩足够独立，能在很大程度上独立生活?
- 什么证明了他性欲过剩?
- 你是否也认为他电脑游戏玩得太多了?
- 你应该怎么做才能阻止他的咒骂?
- 你如何处理孤独症行为?
- 你如何才能阻止消极行为?
- 你如何处理他的固执?
- 你如何确保乔恩不酗酒?

如果你仔细阅读这个案例，你会发现里面很少有客观细节。如果你仔细观察我提出的问题，你会发现它们是非常主观的。由于问题是这样制定的，因此这一中期评估的信息似乎更客观。你可以轻而易举地提出问题或评论，一切都是真实的。你向档案的读者“发出”或多或少“令人满意的”的真相。这一案例在同行评议课堂中得到了相应的处理。很少有学生反对我的问题。每个人都立即开始回答问题，甚至没有反思这些问题是否有助于客观反映乔恩的情况。如此简单的关于信息是如何阅读的“测试”显示，你不应该太快地将信息假设成真相。

我想知道，避免将这种综合性的、主观的信息放进档案是否会更好。我的答案是，我们所能做的就是不要刻意关注这些信息。

最后，如果是在法庭上的档案，只有在事实的基础上才能做出裁决。律师将必须评估基于真相的信息。如果做不到这一点，他不能将其纳入裁决。我们高度重视经过深入研究并以事实为依据记录在案后做出的裁决。奇怪的是，这种方法并不适用于依赖护理的被护理人的档案。我们可以假设并使用明显的主观信息作为真相。

反思题

1. 作业：取出你所服务的被护理人的档案，并阅读他的初始情况。复印一份初始情况，然后仅在客观信息下面画线。重写一份客观的初始情况记录。你注意到了什么变化？
2. 你如何将有关被护理人的客观信息传达给新同事？
3. 你是否曾经在团队会议上注意到了给出的主观信息？
4. 假设给出的主观信息是关于你自己的，你有什么看法？
5. 假设给出的主观信息是关于你的亲戚的，你有什么看法？
6. 关于你、你的家人或被护理人的信息之间的根本区别是什么？
7. 有一种说法："档案太主观还不如没有"。你怎么看？

你能制定规则吗？

我们的生活在很大程度上是由规则（韦氏词典将规则定义为法律和法规）所决定的。制定规则是为了让一切都有条不紊地运作，并确保其运作的清晰性、可预测性、透明性及安全性。一般来说，规则对于被护理人来说是有利的，因为他们可以依赖于规则。除了许多规则之外，被护理人和护理人员之间也有定期的约定。我们将在本章后面再讨论这一点。许多规则也有不太好的地方，我会对那些让被护理人感觉弊大于利的规则进行一些反思。

政府法规

政府通过的相关法规是向护理机构发放补贴的重要条件，也是避免护理服务出现问题的保证。有些规则建立在害怕出错的基础上，担心政府不能检查到护理治疗的方方面面，担心其中的问题和不确定因素，强调一切最终都必须保持可控和易于管理。我们正日益生活在一种管理文化中。只有政府通过了相关法规才能实现护理服务的清晰性，而被护理人在这个过程中似乎是次要的。人们常说，规则并不总是有助于日常实践的开展，有时其效果恰恰适得其反。此外，未经政府法规明文规定的流程都必须整理成书面形式。对于护理人员来说，这些流程整理尤其是一种额外的、通常不必要的负担，是以牺牲他们与被护理人相处的时间为代价的。而如今，他们大约四分之一的时间都花费在管理工作上！

向政府提供书面文件，这本身似乎更像是一个目标，而不是为被护理人提供良好护理的方式。我们最近越来越多地听到来自机构的呼吁，为了尽可能地共同创造一个正常的生活环境，基于“常识”要求尽量降低管理工作的要求。

机构规章制度

机构总是能够“躲”在政府法规身后。此外，他们可以添加自己的规章制度，以确保一切都是更可控、更易于管理。他们确保创造更多的机会来处理问题。一旦发生意外事件，就会出现一种“巴甫洛夫式反应”：立即制定新制度或调整制度，以防意外再次发生。这本身可能是件好事，因为这也许符合被护理人的最大利益，且机构制度的快速调整也可以避免出现负面报道。但这是否仍然符合被护理人的利益？我认为迅速制定出新制度可能对被护理人并无好处，此时立即分析事件的起因似乎更为合适，下面是个实际的例子。

案例研究　一滩水

在一个住有十位老年痴呆症患者的护理部门，“自主行为”是最重要的。患者们都积极参与到日常生活当中，做一些轻松的家务，会自己洗碗，能在指导下做饭，还会浇花、倒茶、泡咖啡。这些活动能帮助他们预防更严重的疾病，也可避免生活太过沉闷。在这个充满活力的集体中，基本上每个人都很快乐。经常来访的家人也会参与到这些日常事务中。

其中有两位患者负责拉窗帘。他们起床后一穿好衣服，就走去把所有窗帘都拉开，几乎总是很顺利。有时险些摔倒，他们也能用手抓住窗帘来保持平衡。睡觉前也有同样的仪式。有时，关于轮到谁拉窗帘，他们还可能稍微地“争”一下。但某天，有位患者跌倒了，造成髋部骨折。毫无疑问这件不愉快的事情成了当天的新闻，因为每个人都很震惊。在紧急情况下，要按规定向政府督察人员发出通知。媒体听到了风声，要求管理层做出解释。管理层当然对负面报道很不满意，所以在没有进行任何调查的情况下提出了一项新规：从现在开始，患者不能再自己拉窗帘。这样就不会再出此类问题了，（政府）督察人员和机构都非常满意。但是患者们并不满意，因为这个应急措施使他们再一次被剥夺了一些自主权。

如果他们能就此事件开展全面的调查，就会发现有一个暖气片在漏水，这就意味着患者是因为踩到了水才滑倒的。

部门规定

在部门中，常常也会采用像政府或机构一样的构思模式，那就是担心部门出现问题，从而使管理者卷入问题中。

而且管理者似乎也想在“他的”部门做出业绩，例如在处理所有的法规和财政事务时“一丝不苟”。因此，如果是护理法规出了问题，他就不用承担责任。这本身很好，但也会因此使得个别患者得到的关注变少。在“人文层面”这样的部门似乎做得还远远不够。

护理人员的规则

有些护理人员可能会给患者设定一些规则，那些非常依赖护理服务的患者常常遇到这种情况。护理人员对那些与自身有关的或者不太清楚该如何处理的状况通常参与度更高。这是他“特别”引入新规的一个原因。患者对这些新规有何想法？或者他是否同意？这符合他的利益吗？这些都是很正常的问题，但很不幸，常常没有人提出这些问题，结果制定出的新规却只符合护理人员的利益。同时，害怕犯错也必定会使患者服从安排。这可能意味着为了避免自己犯错，每位护理人员都会只考虑自己的事情，而往往多位护理人员照顾一位患者，这对于许多患者来说，无法确定这到底是好是坏。我们应该从被护理人的角度来制定更多的规则。就目前而言，这些规则确实确保了患者周围的任何人都不必担心要对可能出现的问题负责任。

约定

被护理人和护理人员之间经常达成约定。一般来说，如果双方达成约定，通常可以假设他们对于所达成的一致意见都有深入的了解，并且双方当然是平等的。但是，对于那些依赖于护理的患者来说，这很难实现，因为依赖关系就其定义而言就是不平等的。

在同行评议课上，学生告诉我，他们在实习过程中与被护理人甲或乙达成了“好的”约定，但无法一直遵守。当我问及一些更有针对性的问题时，会发现这些被护理人的发育年龄通常在 4 岁以下，处于痴呆症晚期。如何谈及达成“好”约定？如果我和 2 岁的孩子达成约定，实际上就与我在他身上强加规则没什么区别。将其称之为约定虽然显得更平等，但 2 岁的孩子无法预见行为的结果；这就是它确切的本质。

通过与依赖护理的患者达成所谓的“约定”，我们可以在出现问题时随时参考这些“约定”。在这种情况下，似乎是被护理人没能履行约定。我们用特殊的方式让他知道这一点及其所有后果，且被护理人对此要高度负责。但是他并没有预见这些后果的能力，所以这可能导致他感到内疚或愤怒。对此，我们可能会不断重申他没能履行“我们的”约定，因此他要对后果负责。但这“一类”患者永远无法看到所有后果。对此我特别想说的是，我想知道是否真的有平等的约定，否则我们“只能”称之为规则。

如前所述，我们必须经常审查规则和约定，看它们是否正确？是否需要更新？是否符合被护理人的利益？我们制定的这些约定是否合理？

案例研究

回到你的房间去！

这里一字不差地记录了一份报告。崔西是一位发育年龄为 3 岁的 34 岁女性，经常表现出攻击性。你可以和她很好地交谈，她的词汇量很大，尽管她根本不知道大多数单词的意思。她有时会无缘无故地发火，充满攻击性。她经常咬手或辱骂她的护理人员，然后开始骂骂咧咧不怀好意地接近我们。这种行为在我们这儿是不能容忍的，所以如果她继续这样胡作非为，将受到惩罚。我们已经很清楚地与崔西达成了一致，她会被送回房间冷静一下。

当我进一步考虑这一案例时，这种看待和对待崔西的方式让我难以理解。尽管她经常无法理解，但是她的词汇量显然非常丰富。她表现得“具有攻击性”，可能表明她无法理解别人对她说的话。可能在某种程度上，人们“高估”了她。我认为那些咬手的信号、诅咒和威胁的行为说明她头脑很清醒。所以，第一个问题是，她为什么如此表现，她清醒的信号意味着什么？第二个必须要问的问题是，我们如何才能表达得足够清楚，让她更好地理解我们？在这种情况下，“约定就是约定！”约定已经成为一种规则，无须进一步调查其行为的原因。我们应该好好审视自己，问自己，在崔西的困境中，我们的责任是什么？我们做错了什么使她这样做？她真的会感到被理解吗？我几乎无法想象！

需要考虑的是：被护理人是否应该给你制定规则？被护理人是否也同意，如果你不遵守约定的话，你将会受到惩罚？当然这不会发生。“要是他没生病就好了”，这句话似乎用在这很合适。

反思题

1. 请列出关于工作中日常业务的五条规则。
2. 这些规则的目的是什么?
3. 你想要删除或更改哪些规则?
4. 想象一下，如果你还可以制定最多三个新规则。它们是什么?
5. 你在和某个被护理人相处时有自己的规则吗?
6. 你曾经与被护理人达成过约定吗? 如果有，他能否理解这些协议?
7. 患者是否有时会违反你们共同制定的协议? 在这种情况下，违反约定的原因是什么?
8. 你曾经违反过与主管的约定吗?
9. 你无法与哪些被护理人达成适当的约定?
10. 如果你确实与被护理人达成了协议，有没有你无法遵守的事情?
11. 当被护理人指出你违反了约定时，你会做何反应?

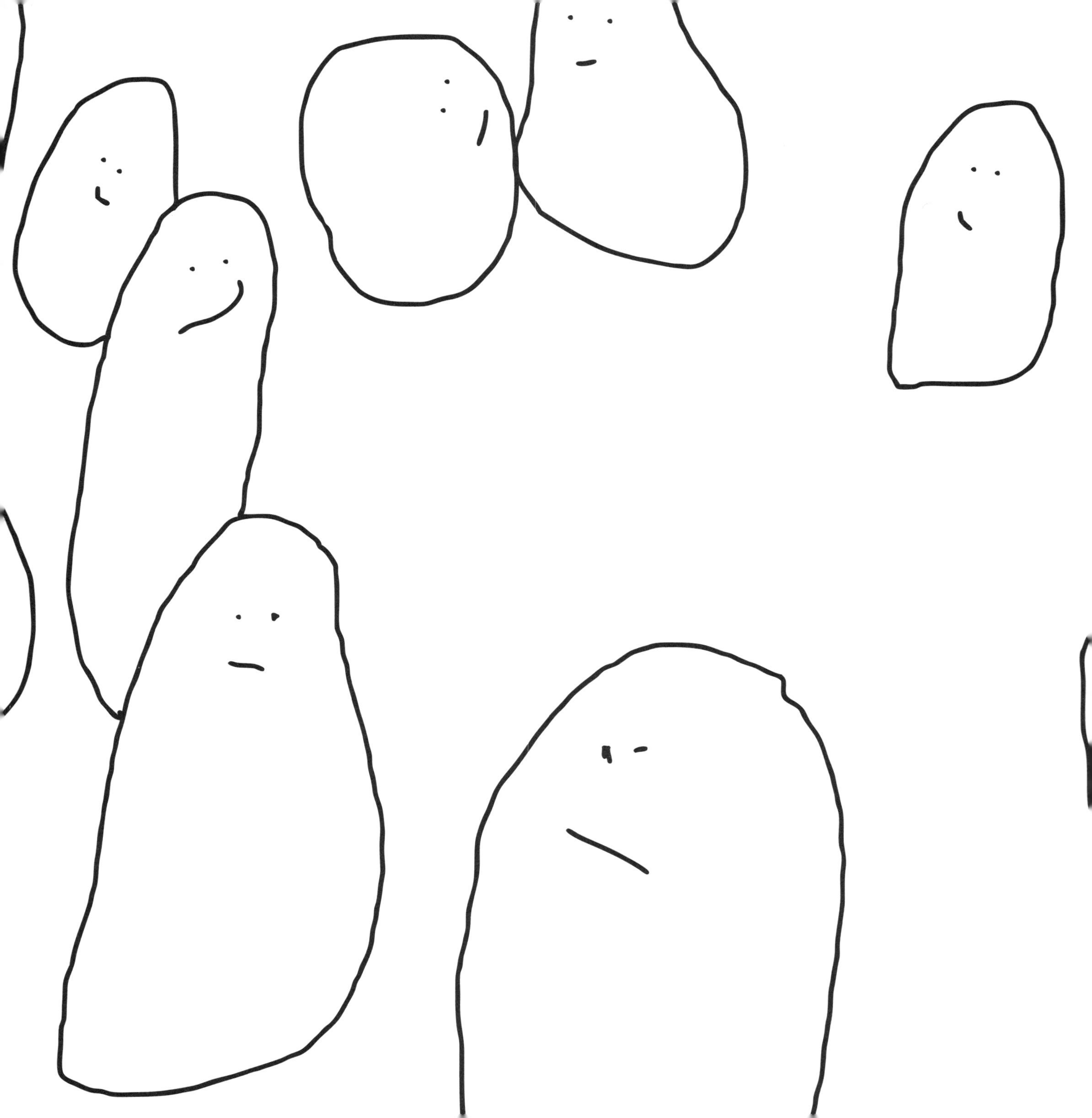

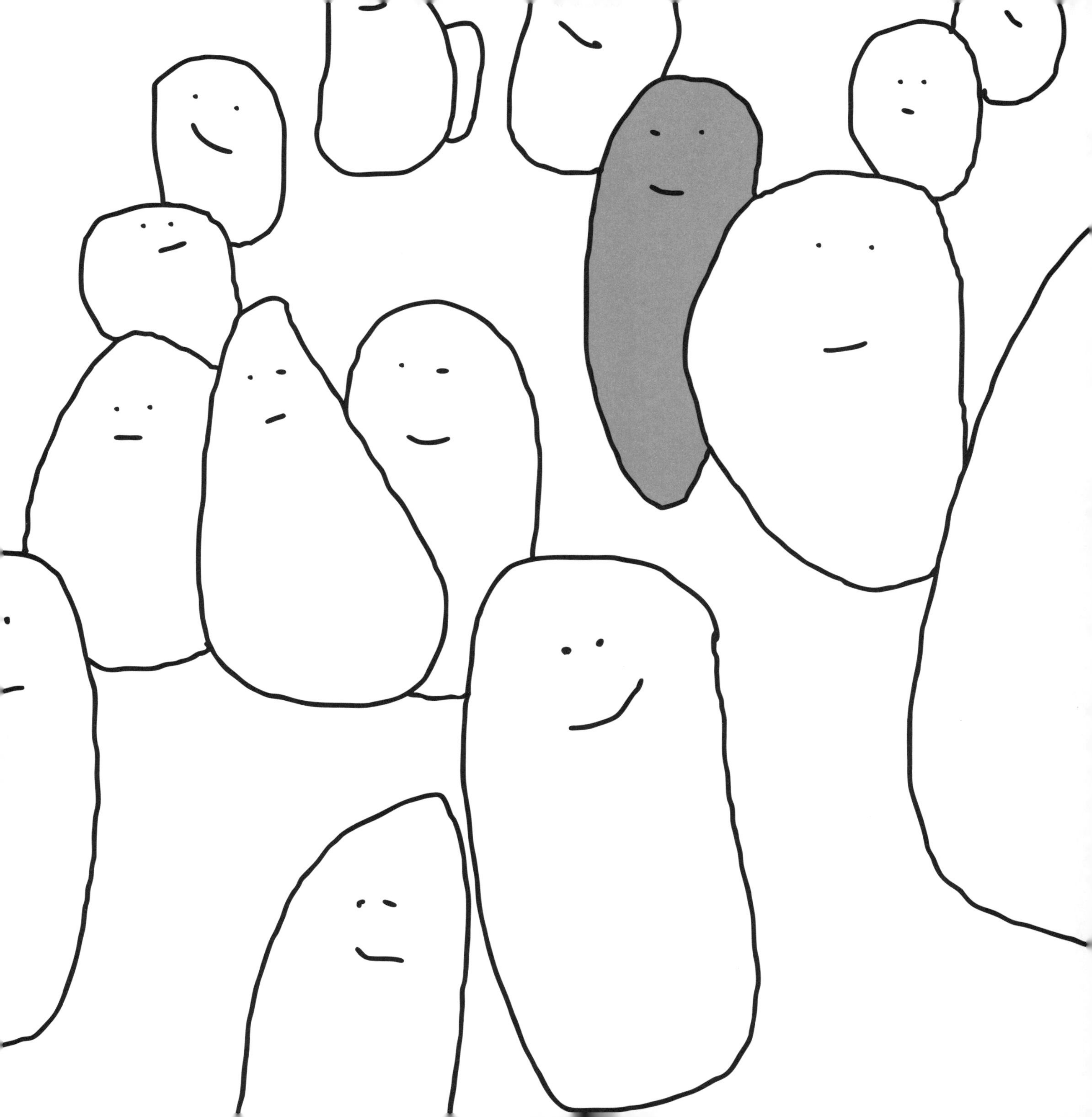

看一看他们想要表达什么

在“我想要表达什么”这一章中，我主要讲述了如何看待被护理人的“问题行为”。令我感到惊讶的是，有几家护理机构经常将其定义为“以负面行为寻求关注”，而且给出建议，护理人员不需要关注而应忽视这些所谓的消极行为。我想就这一点进行更多探讨。直接要求得到关注和以负面行为要求得到关注的区别是什么？如果一个孩子以负面行为要求得到许多关注，他就是“很难相处的”孩子吗？什么样的孩子是“很难相处的”类型？当我向一位母亲提出这些问题时，她给了我一个非常恰当的回答：“这些孩子让我觉得很难相处。”

我认为，那些以负面行为要求得到关注的患者可能遇上了一些困难，想要摆脱困境。人们可以通过语言或非语言形式进行交流，而由于那些依赖护理的患者不会用语言表达，就常常进行非语言交流。也可能他们其实会用语言表达，但不敢大声说出来。他们会表现出各种各样的行为，这些行为有时被称为“负面”行为，例如发脾气、不听话、乱踢、乱打、尖叫、逃跑以及偷窃。他们也可能沉默寡言，更加内向。我们通常很容易发现这样的患者。孩子和依赖护理的患者出现负面行为，并不是想要给你带来麻烦，这样对他们没有好处。他们其实对你很忠诚，他们这么做是为了让你明白某些事情。一旦你理解了他们想表达的意思——换句话说，如果你理解了他们所发出的信号，这些行为通常就会停止。如果患者以“负面”方式要求得到关注，而护理人员给予消极的反应，则可能会产生不良影响。

遇到困难，每个人都想寻求关注，患者也是如此。为了尽力得到关注，他可能会表现出你眼中的“负面”行为。对此有一个合理的、合乎逻辑的解释，那就是我们经常在他们表现出“负面”行为的时候给予关注，所以他们凭经验觉得肯定会得到回应。当他们表现出正面行为时，我们是否经常关注他们？如果一个人安安静静地做事情，我们是否也会让他注意到并感受到我们认为他做得很好？或者我们要在他突然开始扔东西的时候才做出反应？我们应该先自我征求意见，然后再评估所谓的“负面”行为。有些患者能预见你的反应，就故意这样表现。“有反应总比没反应好！”关键在于你是否真正想要弄清楚他想说明的意思。这种态度会尽快带你走得更远而不是停滞不前。你将帮助患者，使他不再孤立无援！

如果患者以“负面”方式要求得到关注，这说明了什么？如果说人失去了关注就无法生活，那我们就必须寻求他人的关注。如果我能让对方感到被理解，这就意味着我给予了他积极关注。这是个高质量的合作监管的问题。他不需要再提出任何要求。然而，这只是理想状况，实践起来并没那么容易。如果患者因缺乏安全感而寻求关注时，而你没能注意到他，他就会通过发出信号来引起你的关注。他发出何种信号主要取决于我们之前对他某种行为的关注。如果我们在他咬手的时候给他特别关注，那么很有可能下次他还会这么做。他几乎没有意识到这一点。这种行为是习得的、条件反射的行为。如果我们没能识别“咬人信号”，他就会展示另一个“负面的”异常行为，因为他当时的处境一定让他觉得很没安全感，无论他遇到的问题在我们眼中是多么微不足道。

如果我们仍然没有做出充分的回应，他会一直“尖叫”，直到我们回应；或者用信号“轰炸”我们，直到我们做出反应。我们将这种行为判断为“负面”行为。实际上这些都是信号，表明患者觉得我们没能理解他们！

如果被护理人以负面行为寻求关注，这说明了什么？说明你没有听到、看到或理解他，你没有充分接收这些信号。“双方”中哪一方可以改变这一“负面”情况？通常只有护理人员可以。首先，我们必须思考为什么难以理解他们发出的信号。被护理人向我们解释自身处境的方式有限，他有自己的表达方式，即通过肢体行为来表达。我们不应该把“负面行为”归咎于被护理人，而应确保，无论何时都能为他们提供所需的安全保障。护理规则中有一个常见的观点，那就是应该尽可能地忽视这些行为，因为被护理人不应该学着以这种方式来寻求关注。我认为只有在你了解被护理人表达的意思时，你才可以这么做。不幸的是，我们常常没能理解他们！

案例研究

表现得正常一些

我最近听到一位护士对其同事说：“我快要被那位尖叫的女士给逼疯了。”那位女士患有老年痴呆症，经常尖叫而且叫声很刺耳，让人无法忍受，甚至影响了其他患者的生活。因此，这位女士经常被锁在房间里。虽然她还会继续尖叫，但现在“幸运的是”她不会再打扰到别人。在她的档案中，所有护理人员都这样表示：如果这位女士用消极的方式（包括尖叫）寻求关注，首先问她是否想停下来。如果她停不下来，就尽可能地忽视她。如果其他患者也深受其扰，就把她送回房间。如果她不听你的，就呼叫同事来带她回房间，把门从外面锁上，否则她还会出来。在她停止尖叫后，你可以问她下次是否能表现得正常一些。通常大约 15 分钟以后，她确实会再次表现得很正常，而且很友好。

你能否想象一下她的处境？这位患者不得不用“尖叫”的方式来表达，而这种“消极的”行为意味着她首先被忽视了，然后被孤立了，没有人理解她，更糟糕的是，没有人真正想要努力去理解她，她该会感到多么孤独啊！

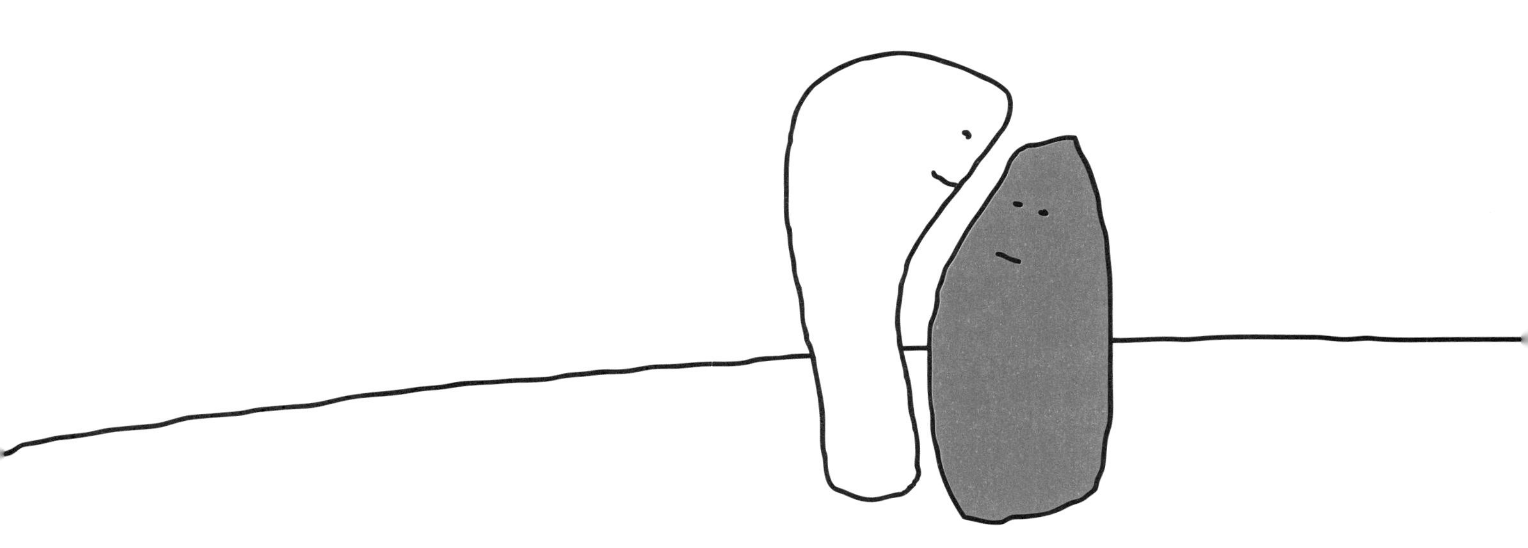

反思题

1. 你是否曾经以“负面的”方式寻求关注？得到的回应是什么？
2. 你是否曾经以“正面的”方式寻求关注？得到的回应是什么？
3. “如果被护理人迫切地寻求关注，这说明问题出在你身上。”你如何看待这一说法？
4. 这位女士因尖叫而被关进了房间。你如何看待这一做法？
5. 这位女士可能遇到了什么问题？
6. 你还知道其他类似的状况吗？因患者给他人造成困扰而把他关进房间，你同意这一做法吗？
7. 举例说明什么是“以负面形式寻求关注”，找出其中可能存在的问题。
8. 被护理人采用“负面的”方式寻求关注的原因是什么？
9. “要是他没生病就好了”，你如何理解这句话？

我会用自己的方式去做

- 他不肯听我的。
- 他不肯去上厕所。
- 她不肯走出房间。
- 他不肯吃东西。
- 他不肯睡觉。
- 她不肯起床。
- 他就是不想做。
- 他想要以自己的方式去做。
- 她想要得太多。
- 她想要自己决定一切。

当你听到护理人员的这些话时，你会觉得他们是在做主观的价值判断，他们不赞同被护理人的意愿或要求。我们发现护理人员很难接受被护理人的异议，觉得最终他必须听我们的，因为我们知道什么是对他有益的。我们具备专业知识，非常清楚对他来说最好的是什么。如果被护理人始终坚持自己的方式，可能就会很麻烦。如果他不想“解决自己的问题”的话，我们是不会帮他的。

在其他情况下，我们甚至会将自己的善意强加给某人，有时甚至会对他进行“惩罚”。让我们认真地想一想上面列出的最后一句话“他想要自己决定一切”，如果这是被护理人的终极要求，这基本上是没有问题的。

关于“不想做”这个问题，可以换个角度来思考，我们怎么能如此肯定被护理人什么也不想做？还有什么原因导致他们拒绝做那些我们希望甚至要求他们做的事情？他是不想、不能、还是不敢做？如果被护理人有不同意见，我们必须牢记，以上这三个问题的背景情况完全不同。关注并试图回答这三个问题，这与做出主观的价值判断不一样。应该提到的是，许多被护理人无法用语言表达不同的观点，他只会通过行为来解释。我们可能会将他们的行为视为“消极地”寻求关注或“问题行为”。

了解一个人“不想做”的背景情况非常重要。如果不知道对方不听话的真正原因，我们决不能评判他的行为。几乎所有的医疗和社会机构都有如下愿景：“患者是我们的中心，也是我们护理工作的出发点。”如果我们真正采取相应的行动，我们必须欢迎并积极评判他的“不听我们的”行为。

当然，有时人们“仅仅”就是不想做某事。奇怪的是，如果依赖护理的患者这样的话，我们经常将他们描述成表现固执，仿佛“不想”无法成为一个好的理由，而且“懒惰”是不被允许的。我们是否有时会什么事情都不想做？是否有时会想“愉快、慵懒地”过一天？是否有时不想见任何人？是否有时会特别不想做一件事？

重度依赖护理的患者无法进行这些判断。因此，我们必须尤其警惕他们行为的原因，并且尽量不做主观的价值判断，当然更不能做出负面的判断。如果情况确实只是

“不想做”，我们需要尊重和接受他们的意愿。被护理人必须每天接受我们的安排，甚至不得不接受有时我们拒绝进行安排。

案例研究

最后一块面包

在“鲁本想要煎饼、炸薯条和可乐”的案例中，我讲述了他有多么想要以自己独特的方式夺回控制权。“为什么鲁本不吃面包呢?”这个问题仍然困扰着我。在住院前，他早餐总吃面包，但为什么现在换成煎饼了?原因是什么? 是他不想吃面包，不能吃面包，还是不敢吃面包?此外，他父母早上和下午都要为他做煎饼，要费不少时间，他母亲说有时闻到煎饼的味道就心烦意乱。另一方面，她现在确信儿子在吃东西。鲁本的父母和护理人员经常试着“引诱”他吃点面包，但他一直拒绝。他的父母决定尊重他的意愿。

我认为这基本上是个很好的决定，因为强迫用餐对每个人都会有许多不良影响。让我们考虑一下这个情况。这不是关于想要或不想要，而是关于是否应该进行一番斗争，甚至不是关于是否应该尊重他的意愿。

我们经常问的问题是，为什么鲁本一点都不吃面包呢?这个问题与另一个问题稍有不同，那就是，他为什么不想吃面包呢?

下一个问题是，他为什么要吃煎饼？

如果你从基于经历的框架理论来回答这些问题，你可能会在一个或多个领域找到答案。

- 身体相关框架方面

  他不喜欢面包的味道吗？他不喜欢吃冷掉的食物吗？他喜欢煎饼的颜色和味道吗？

- 关联性框架方面

  他总是喜欢吃煎饼吗？他把面包和可怕的东西联想在一起吗？他吃面包的时候呛到过吗？

- 结构化框架方面

  他吃面包的时候，有过糟糕的就餐氛围吗？有人逼着他把面包皮吃下去吗？他是否有吃煎饼的美好回忆？

- 形成性框架方面

“吃煎饼”是鲁本的典型特征？

可能鲁本在吃面包的时候有过糟糕的回忆，使他感到焦虑。所以现在他改吃煎饼，因为这使他感到安全和快乐。

案例研究

鲁本和母亲的谈话

直到最近，才搞清楚为什么鲁本不吃面包，只吃煎饼。我收到了他母亲安妮的一封电子邮件。以下是她和他谈话的文字记录。

妈妈，你知道我为什么生病吗?
我不知道。鲁本，你知道吗?
我知道。我在学校吃了个三明治。
我感觉不太好，所以最后剩了一片面包没吃。
但我不得不（用手指很生气地指着）吃完它。
我吃它的时候，感觉非常难受，噩梦就开始了。
鲁本，你认为自己是因为吃了最后一片面包所以生病的吗?
对，我就不该（又很难过）吃那最后一口。
如果我没有吃它，什么也不会发生。
鲁本，你认为这就是你为什么不想再吃面包的原因吗?
我不知道，你认为呢，妈妈？这有什么关系吗?
我不知道，鲁本。或许有关系吧。
我不想再聊这个了，妈妈，感觉很不好。
是的，你很伤心，是吧?
你想要按下遗忘按钮吗?
是的，妈妈，我真的很想。

他用力按着鼻尖。

那妈妈你也得这么做，我不想你再提起这件事了。

于是鲁本妈妈按了按鼻尖。

当读到这封邮件时，我很高兴，因为这很清楚地解释了一年来鲁本为什么不吃面包。有过了一次糟糕的经历后，他再也不敢吃了。

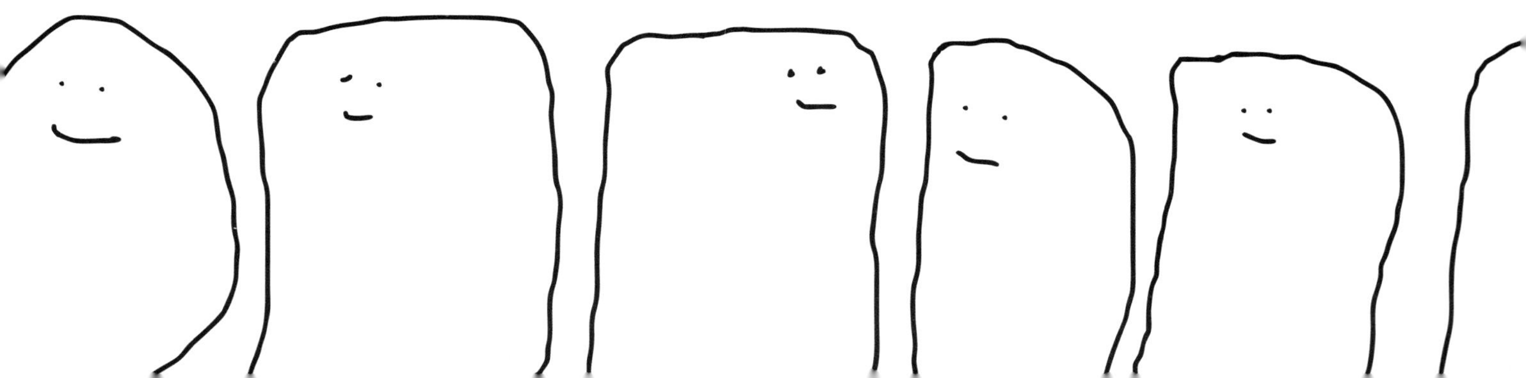

反思题

1. 你是否同意这种对于患者的评论：“他就是不想去做，因为他很懒，脾气很不好或太固执。”?
2. 你自己是否曾经很懒、脾气不好或太固执？这对你周围的区域有什么影响?
3. 可以认为被护理人是懒惰的、脾气不好或太固执的吗？谁左右了他的表现?
4. “他想自己决定一切！”你如何看待这句话?
5. 什么情况下被护理人不能再自己做决定?
6. 如果被护理人不是讨厌做某件事情，而是害怕做，这对你的工作有什么影响?
7. 你如何确定患者是不敢做、不能做还是不想做某件事呢?
8. 当你拒绝做某事时，患者会有什么反应?
9. 你是否认为患者应该更多地接受我们的意见，而不是反过来?

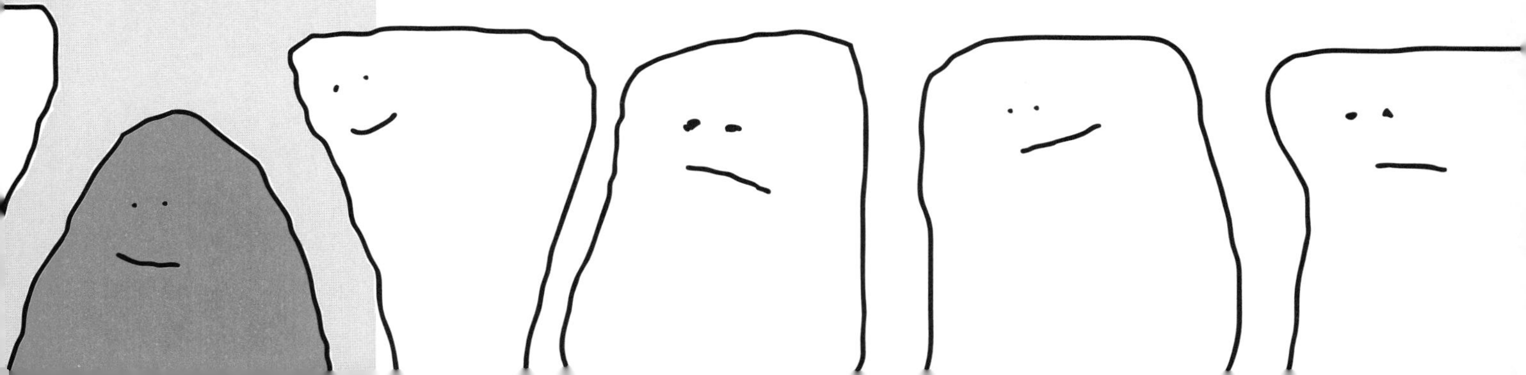

请不要忽视我

学习或忘却行为的方式有很多，其中一种是“操作性条件反射”。简而言之，正面行为是通过奖励来学会的，而负面行为则是通过惩罚或是通过忽视这种不受欢迎的行为而忘却的。奖励包括糖果、金钱、赞美、贴纸、允许晚睡、拥抱。惩罚则包括殴打、要求早睡、没收零食、孤立。这种方法仍被广泛应用于护理发育障碍者的机构中，在那儿，年轻人甚至住在老年痴呆症患者的护理病房。在20世纪70年代，我服务于一些发育障碍儿童，他们被称为“白痴”或“患儿”，我受到了“狂轰滥炸”。方法论书籍告诉你可以通过操作性条件反射去训练患儿。这种训练就像是训练动物一样，在训练患儿时我深有同感。作为一名教师，我会给学生提供包括方法论课程，开展同行评审会议。这些学生都有实习经历，他们大多数认为，奖励患者的正面行为，惩罚负面行为，并忽视不可理解的行为是很重要的，似乎最常规的建议就是忽视。这时我总是觉得很为难，不仅是因为这些学生提出的问题，还有他们讲述的方式。他们确信，经常性的惩罚是好的，即使对于发育年龄为0~2岁的患者也是如此。老年痴呆症患者经常“应该”受到惩罚。令我震惊的是，许多学生似乎认为奖励不那么重要，甚至认为惩罚实际上是好的，而奖励是荒谬的，而且忽视是非常正常的。我也注意到许多学生不擅于接受和给予赞美。

如果我赞美他们，通常会被一笑置之。他们发现，这在某种程度上比我说他们做错了什么更困难。当然，奖励那些我们想要看到的行为，惩罚我们看不到的行为，这是很好的。然而，这似乎成了对他人行为施加影响的唯一途径。有各种影响他人的行为的方法，但在此我无法一一讨论，操作性条件反射便是其中之一。我经常看到，在机构中护理人员依赖于操作性条件反射这一方法。

除了惩罚和奖励之外，行为专家经常建议“你必须忽视患者的消极行为。”我认为这是一个糟糕而危险的建议。这样做往往会给依赖护理的患者带来不利影响。忽视“消极的”行为总是不好的吗？是的，除非你百分之百清楚某人发生了什么。只有在你知道更深层次的意义时，你才能忽视行为。有时我们不知道我们能做什么或应该做什么。换句话说，我们表现得害羞甚至不称职。如果我们不回应，被护理人在面对更深层次的问题时会倍感孤独。在前一章中，我全面地论述了所谓的“以负面行为寻求关注”。当我们忽视其信号时，我们传递的信息是什么呢？我们表现得仿佛这一行为没有出现，或被护理人不在那儿。这是一种不恰当的阻止信号行为的方式。“如果你让他一个人待的时间够长，他很快就会停止。”这种观点可能确实存在，但并不意味着它是正确的。如果被护理人表现得让人难以理解，很烦人，我们经常会说：“他只是在寻求关注。”的确是这样，但是这样评论无法帮助我们进一步去了解他实际的需求。我们需要解决这个问题，“为什么他寻求关注？到底发生了什么？”。在应对所谓的“极端负面行为”(自我伤害)，我们经常要求他们停止伤害自己，以便继续忽视这种行为。

关于自我伤害的书很多，且对该行为产生的原因提出了不同观点，但是却很难真正地解释某位患者为何会在某种特殊的情况下产生这些行为。由于我们不知道也不理解他的更深层次的问题，所以就忽视了这种“极端行为”。我们可能还会采用另一种方式去应对，那就是对患者进行约束。虽然你可能对此还不太了解，但是我很关注这种方式。约束对我来说是“捆绑”的另一种表述。如果我们和任何人都用捆绑这个词，它或许会变得太直白，因此也会让人感觉太痛苦。“捆绑”患者具有消极含义，因为肯定会导致患者再也无法获得被理解的感觉。我们之所以约束他，是因为我们不想让他再伤害自己，想要保护他免受自身伤害，而不是免受问题的困扰，所以他似乎必须全力以赴，我们才能真正关注他。基本上我们错误的反应会导致他发出更极端的信号，直到我们真正开始思考问题产生的原因。众所周知，忽视问题永远无法终止问题。即便可以，也无法得出解决问题的方法。

我小时候也曾自我伤害过。当时我并没有意识到这是在发出信号，表明我遇到了问题。我因这种负面行为受到了惩罚，他人的责备使我更加孤独。患者自我伤害或自残并不是真的要伤害自己，而是在发出信号，只是外界特别难以理解这个信号。如果我们仅仅将其看作一种麻烦，那么患者和护理人员之间的距离不会缩小，相反只会变大。众所周知，我们常常收到建议，应该忽视自我伤害或自残的行为，并将其视为极端的“问题行为、负面行为”。

如何发现护理人员的忽视行为?

- 不关注实际可能正在发生的事情。
- 不承认可能出现的问题。
- 不认真对待患者的问题。
- 对该患者发火。
- 滥用权力。
- 将问题放大。
- 让患者感到孤独。
- 虐待。

为什么行为专家经常建议采用忽视的方式来回应？他们难道不希望患者一切顺利吗？他们难道不想看到真正的问题吗？我认为主要还是因为，患者很好地发出了信号，但是护理人员无法理解。信号的发出者，即患者，常常清楚地理解该信号。但信号的接收者，即护理人员，理解起来很困难。似乎我们不会或不能理解这个信号，这是因为我们对“问题行为”没有足够的了解，而且沟通也存在问题，共同监管的质量较低。

我们如何加强沟通？

- 花时间提高护理关系的质量。
- 不厌其烦地帮助患者。
- 向患者的同事、家人和朋友咨询如何真正地和他交流。
- 认识到患者只能发出那些我们难以理解的信号。
- 如果难以理解患者的行为，就试着去感受他的痛苦。
- 咨询该如何与患者建立真正的联系。
- 如果要花很长时间你才明白发生了什么，不要沮丧。
- 开展高质量的共同监管。

我将对上述内容展开进一步的阐释。

花时间提高护理关系的质量

患者通常不具备向我们发出可识别的信号的能力。在我们能够理解他的具体信号之前，我们必须对他非常了解。随着越来越多的人依赖于护理，了解一个人可能要花很长时间。因此，我们需要了解他的一切能力。我们需要对他的特定信号进行“集中研究”。与他人建立真正的联系、开展充分的观察以及进行咨询是需要时间的。这段关系的质量越高，我们就越能更好地理解特定的信号，并做出良好的回应。

即使患者能力正常，确实能用语言说明自己遇到的问题，但是可能也要在很长一段时间后，他才会愿意向你倾诉。这是我从自身经历和帮助受虐待儿童的工作经历中了解到的。

不厌其烦地帮助患者。

如前所述，许多患者遇到了问题，都会或多或少地学会发出“消极”信号，因为如果他这么做了，就能得到回应。我们可以充分意识到某些“消极”行为是一种信号。不要不假思索地带着目标投入，不要一下子就设定这样的目标：“我需要尽快知道发生了什么，这样我就能马上帮助他。”你的目标可以变成，要让患者最终感受并体验到，我们不光关注他的问题，更重视他这个人。你的责任心能促使这一目标尽快实现，因为对于那些确实能够用语言来表达问题的患者来说，只有知道在你眼中自己的不只是一个患者，更是一个人，那么他才向你倾诉。

向患者的同事、家人和朋友咨询如何真正地和患者打交道。

这应该与帮助患者得同时进行。他们可能比较了解患者发出的某些信号，也许他们能看得出患者何时感到舒适。那么我们应该做什么，不该做什么？永远不要只咨询一位同事或家人，否则你可能会发现，某一位同事或家人的看法非常直接且比较消极，因为他们与患者的具体关系决定了他们的看法。应该向更多的人咨询患者的好恶。要意识到他们的看法都很主观，甚至是不符合实际的。我在“我真的像那样的吗？”这一章对此进行了详细探讨。

认识到患者只能发出那些我们难以理解的信号。

这种态度将确保我们尊重这些信号。换句话说，如果患者表现出“消极”行为，我们知道这是情有可原的，而且是值得的、良好的行为，而不是应斥责的不良行为。婴儿不会故意哭泣。婴儿是把哭泣作为信号来表明有事情不对劲。极度依赖护理的患者通常没有机会发出信号。

如果难以理解患者的行为，就试着去感受他的痛苦。

如果患者进行自我伤害，请你试想一下：如果你不小心划伤了手指，有多痛？如果你“有意”划伤手指，这又有多痛？要下多大的决心，你才会有意伤害自己？换句话说，患者只能通过这种方式来表明自己有难处，这让他多么痛苦？或者想象一下，患者乱扔个人物品时内心感觉如何？这在情感上有多么痛苦？你自己扔过东西吗？你的电话？一个相框？你做的某件手工？你的内心感觉如何？你做这些事的时候肯定要越过一个心理底线，特别是你需要面对这样做得一些后果。经历过这些之后，下次你就不会扔那么多了。问题是，对于极度依赖护理的患者来说，在扔东西时他是否还记得以往的那些经历？

咨询自己该如何与患者真正地接触。

什么是真正的接触？如果患者不想和你分享任何东西，你能忍受吗？如果他更喜欢你的同事，你能忍受吗？据我所知，没有患者会只喜欢一位特定的护理人员。他们偏好或厌恶的不是护理人员的能力，而是这个人本身。(参见“我确实喜欢你”这一章)。

大多数人是凭感觉进行“选择”，选择与那些让他们觉得舒服或者安全的人接触，极度依赖护理的患者便是如此。护理机构中通常是什么情况呢？护理人员是被分配给患者的，患者不得不接受。无论他是否要每周去看精神科医生或心理医生，他都不得不去。所以可以理解，即使他缺少或没有安全感，他也不会轻易地表现出来。相反，他会试图通过“消极行为”来尽快保护自己。此时，我们必须坦诚地进行深刻反思，要不断地问自己：“我是这位患者的合适人选吗？我们能建立起良好的护理关系吗？”这要胜过问自己：“我是合适的专业人士吗？”

如果要花很长时间你才了解被护理人的经历，不要沮丧。

我们常常想要找到解决问题的捷径。这是人类的一个正常需求，社会工作者尤其如此。要认识到患者很难向我们解释清楚到底出了什么情况。有时他无法用语言表达自己的问题，或者已经可以说明情况，但表达得很模糊。有时候，我们觉得只要能足够快地理解患者就能很快地帮助他，但是我们往往做不到这样，感到非常沮丧，因而不想再继续努力，反而“责怪”患者表达得太“含糊”，觉得“如果你认为我没法很好地帮到你，那就自己去解决问题吧！”

开展高质量的共同监管。

护理关系中所有人都应以此为目标，你也应始终如此。正如在“来加入我”这一章中所论述的，共同监管涉及许多方面，且意味着你必须反思自己在护理关系中的贡献和态度。我认为应该要经常通过录像来关注我们的参与表现。在我看来，这应该作为团队会议的常规内容。

我很想知道，那些不用每天与患者打交道的工作人员，是否想要开始这样去做。毋庸置疑，开展高质量的共同监管是很重要的。

反思题

1. 你对奖励有什么看法?
2. 如果你可以在有形的奖励和无形的奖励中进行选择，你会选择哪一个?
3. 对你来说，理想的奖励是什么样的?
4. 你对于惩罚有什么看法?
5. 你认为 3 岁的孩子、你的患者和你自己，分别适用于何种惩罚方式?
6. 你是否曾经忽视过患者的行为? 你知道自己为什么这么做吗?
7. 你有没有在团队会议中表达过对忽视行为的反对?
8. 如果你无法及时帮助患者，这是否会让你感到很恼火?
9. 如果将你和患者之间的交流拍摄下来，并在团队中进行讨论，你觉得这样的做法怎么样?

这让我感觉不安全

极度依赖护理的患者经常在护理服务中受到“虐待”！这个说法会让每一位护理人员震惊。让我首先谈谈对虐待的看法。

虐待

个人的安全感被剥夺或受到伤害

人们有时会谈论越界行为而不是虐待。我认为这两个概念之间没有根本的区别。但是当我告诉学生们这一点时，他们非常不解，常常表示：“我们认为这两种行为区别很大”。学生们认为，虐待意味着有意识地殴打、伤害、欺凌或贬低某人。当然，护理人员对患者表现出的有意识的行为绝不等于就是故意的行为。这听起来让人很难接受，因为对于许多人来说，虐待显然比越界行为更严重。这就让我们很为难，因为我们显然不想被视为施虐者。谈起越界行为，似乎就是指一些“无意识的行为”。我们不得不承认，患者会从自身的角度判断受到了什么样的对待。当然，我们有时行为不当，而让患者失去了安全感。我们必须始终从患者的角度出发，真切地体会他的感受，无论如何都不能忽视他。因此，我将继续探讨虐待而不是越界行为。在某些情况下，对于许多患者来说，区分有意识还是无意识的虐待的确非常重要，但是对于依赖护理的患者来说可能并不重要，因为他们可能对此无从区分。

在工作中，我曾作为乱伦受害者的顾问，与许多罪犯进行谈话，他们之中没有一个表示自己是故意伤害孩子，或故意侵害了他的人身安全。关于这一点，我稍后还会提到。如果为了帮助他人减轻痛苦，而对他说“我不是故意这么做的”，可能会让患者更为困惑。假设一位患者告诉他的治疗师，他的所作所为让他感到很痛苦。他这么说真是太好了！假设治疗师说他并不是故意要伤害患者。这能减轻痛苦吗？他又感觉安全了吗？我的经验是，受害者认识不到“有意识与无意识”之间的区别，重要的不是“犯罪者”的目的或意图，而是受害者要承担的后果以及过程之中的感受。具体来说，在我的情况下，我舅舅可能不会有意识地反思他虐待的后果，而且他并不是故意伤害我，但是他的行为让我非常痛苦和困惑，这才是最重要的。

某一次治疗或某一段经历给患者带来什么样的感受，这是由他自身决定的。如果他很喜欢你的做法，那么大家就都不会有任何问题。如果他认为你的行为令人不愉快，那么你应该对此采取行动。在我们关注这点之前，我们对这些信号理解不够充分。如前所述，我们将自己看作竭尽全力帮助他人的顾问，我们需要让患者真正了解到这一点：“我的顾问总是把我的最大利益放在心上。”如果有这样的认识，他就不会经历任何不当行为。但是这不管用，尽管我们从来不想虐待患者，但实际上我们经常如此。

当患者被我们紧紧抓住的时候大叫“哎哟”，我们得到了一个可识别的信号，我们立刻知道他感到疼痛是我们行为的直接结果。尽管他大叫“哎哟”，我们有时会认为他是装的。

这种想法会导致我们把自己行为的某些影响归咎于患者。这样一来，我们似乎并没有真正虐待他。在这个例子中，“哎哟”是个清晰的、可识别的信号，我们应该从中获得一些信息。我们决不应该将自己的某些过错归咎于他人，将其称为装模作样。如果同事看到这种情况，他可能会说，你决不应该如此强硬地采取行动。患者最终表明他不喜欢这样，当然还有护理人员仍然认为他太敏感了。

如果患者没有大叫“哎哟”，我们如何知道他是否不舒服？没有这个可识别的信号，我们如何判断是否需要改变对待他的方式——尤其是当他发出模糊的信号来表达他的不安全感时，我们难以辨别。例如，如果我故意推某人，我知道他会跌倒并遭受痛苦；如果我无意中撞上某人，并且他摔倒了，似乎很难判断是否是虐待。这是最大的危险。在我们的工作中，特别是在护理那些重度护理依赖型患者时，我们决不能无意识地行动，我们必须始终认识到我们正在做什么，以及会对他人有什么影响。我们要非常警惕，因为在遭受到身体虐待时，患者的反应通常是清晰可辨的：“哎哟”！但这在遭受到社会情感虐待和性虐待时他们的反应要复杂得多。

案例研究

更安静

彼得 39 岁，患有 ABI 已有三个月。他在一次交通事故中遭受了严重的脑损伤，留下了很多后遗症。他不能再走路了，他的手眼协调能力受损，视力不好，对外界刺激极度敏感。当刺激太强烈时，他经常会生气，想尽快回到自己的房间。

只是，他依赖护理人员将他带到自己房间。心理学家认为，他的愤怒主要与自己无法处理问题有关，彼得在很大程度上已经失去了他的独立性。公用客厅里的收音机整天都开着，播放着不同的频道，以尽可能多地满足每个人。彼得表示他不想听音乐，所以他总是和其他患者争论，但人们总是告诉他："你必须学会适应，你又不是在自己家。"他更希望把收音机关掉，或把音乐音量调得更低。彼得说："这种噪音让我受不了，完全打扰到了我。"但大家通常认为收音机已经"够安静"了，因此特别生气，以至于彼得在客厅里不再受欢迎了。

这位患者对听觉刺激过敏。当音乐太响时，他觉得很不舒服。这并不意味着我们也这么认为，我们可能会认为它太安静了。我们因为没有意识到他对声音的敏感而正在虐待他。

如果我们从蒂默尔斯·惠更斯夫人的基于经历的框架来看这一具体例子，身体相关的部分是不安全的。患者受到太多的声音刺激，这使他生气。心理学家解释说，因为彼得有问题未解决的感觉，这种感觉本身也可能起作用。我们应该有意识地反思自己在类似或各种处境中的行为。我们应该扪心自问"我做了什么或者忽略了什么让患者如此生气？如果患者对噪音过敏，谁来判断音乐是否太响？"

案例研究

好好洗一次澡

吉姆54岁，他的发育年龄是5或6岁。他喜欢洗澡，这通常是他一天中最精彩的部分。他的护理人员知道这一点，偶尔也会给他多洗个澡。他洗澡时经常会溅起大量的水花，结果经常把浴室弄得像个小型游泳池。由于他所居住的护理机构正在分解成更小的专科护理小组，所以他加入了一个新的小组，并且换了新的护理人员。这对他来说应该不会是个大问题，因为他们进行了很好的交接。当然，吉姆不得不适应所有的新事物。自从搬家后，他现在洗澡的时候表现得非常不同。他焦躁不安，看起来很焦虑，想尽快离开浴室。护理人员认为他已经失去了“掌控感”，因为对他来说一切都是新的。这里的浴室更加丰富多彩和豪华，但是最后洗澡变成了吉姆的噩梦。他开始咬手、自我伤害，用头猛烈地撞击瓷砖。问题越来越严重，但他档案中的细节无法帮助我们提出解决方案。

直到护理团队再次和以前的护理人员进行了讨论后才得知，原来吉姆认为洗澡时要用力搓洗身体。吉姆对皮肤刺激很敏感。如果他不能体验到这一点，他会变得焦躁不安，然后开始通过击打、咬人和撞击来刺激自己，这是他的体验方式，但是他现在的护理人员像他们在训练中学到的那样温柔地、小心翼翼地、平静地给他洗澡。

从以上经验来看，吉姆在身体相关框架的部分感到不安全。我们如何应对他在洗澡时击打和撞击的行为？也许我们可以忽视他的行为，转移他的注意力，或者如果必要的话，和同事一起紧紧地抓住他。我们甚至可以在极端的情况下（约束他）把他的双手绑起来，然后给他戴上头盔，以防止他对自己造成伤害或痛苦。我们对这种极端行为的专业反应最终只有一个重要目标：保护吉姆免受他的击打和撞击的伤害。然而我们的行为是虐待！这是因为，我们让他在关联性框架、结构化框架和形成性框架部分感到不安全。对他来说，洗澡中的安全感与用力地搓洗身体联系在一起。通过我们的干预，洗澡现在与被制止和紧紧抓住联系在一起，这不是他最初的联想，因此让他觉得洗澡是个不可预测和不安全的事情。换句话说，结构化框架部分也是不安全的。他觉得如果某事是不可预测的或不清楚的，就是不安全的，他就会开始击打和撞击自己，发出这个唯一的信号。现在他的双手被限制了，他戴上了一个头盔，这就使得他更难以自己的方式清晰地向我们说明一些问题。他不再是他自己了，因此形成性框架部分也处于压力之下。结果可能是，当这位患者看到洗澡的图标时，他便开始发出“嘶嘶声”了。

在这次经历之后，我们得出的结论是：“他不想洗澡，但他必须这么做。”不洗澡是不卫生的，因此，我们采取更多预防措施来达到我们的目的，甚至采用更多的“攻击和暴力行为”，最终甚至使用镇静剂。回到这个例子的开头部分，吉姆只是想要洗澡，但是希望用他了解并且安全的方式来洗——即用力地搓洗身体。我们之所以虐待他，是因为没有意识到他的身体的敏感性，而我们作为专业人员应该知道这一点。

案例研究

她很臭

一位患有老年痴呆症的患者不想按时吃饭。如果餐桌摆好了，她就开始心神不安地走来走去。她一走到餐桌边，营养助理玛吉就会给她喂饭，她就非常生气，并且开始扔周围所有的东西。如果其他人喂她吃饭，她就不会有如此表现。但是玛吉在所有人眼里都是和蔼、耐心和善解人意的人，几乎每个患者都喜欢她，而这位女士是唯一在吃饭时开始“失控”的人。护理团队决定观看和讨论这位女士与营养助理共进晚餐的视频。不过这样可能会让这位助理处于相当不利的处境，因为许多同事会议论她，这对任何人来说都不愉快。看完录像后，人们有很多想法，比如玛吉把叉子喂她时太快或太用力，或许她喂饭时话说得太多或太少，或无法帮助她专心吃饭。助理听取了最有效的应对该问题的建议。

但这位女士依然不停地扔食物和餐具，直到有人想到去问她对营养助理“生气”的原因。她回答道：“玛吉很臭。我觉得她闻起来恶心！”团队反映这位女士在生气的时候经常用这个“理由”，最后把这一句话一字不差地记录在她的档案中。但是问题愈发严重。在一次访问中我注意到这位营养助理闻起来很香。她喷了一种特别的香水，正是这种“令人愉悦的”气味揭示了这位女患者“失控”的原因：她对这种香水过敏。具体原因还不清楚，究竟因为这种气味让她想起糟糕的过去，还是她认为这种气味非常难闻？当玛吉停止使用这种香水后，这位女士仍然需要在一段时间后才安静地让玛吉喂自己吃饭。最终，过了几周后，情况好多了。

从这个经历来看，因为身体相关框架和关联性框架部分的不安全感导致患者到处乱扔东西，发出信号。

当我向学生解释这个实际情况时，他们认为这太牵强，尤其是当我说这是个明显的虐待案例时，他们常常回答：“你不可能把一切都考虑在内！”但正是如此，你必须把一切都考虑在内，尤其是当患者“失控”时。你必须调查并确保他感觉被倾听和理解。如果没有把一切都考虑在内，你就会有意识地冒虐待某人的风险——这是一种你作为专业人士不应该冒的风险。我已经解释过，就我而言，有意识和无意识的“虐待”之间没有区别。

反思题

1. 你认为越界行为和虐待一样吗？
2. 在专业的护理服务中，有意识的和无意识的虐待没有区别。你如何看待这个观点？
3. 你能否无意地虐待你的患者？你有没有这样做过？
4. 什么会导致你不知不觉地虐待依赖护理的患者？
5. 如果你知道同事正在虐待患者，你会怎么做？
6. 你的回应是否与经理或直接同事有关？
7. 你认为护理人员是在虐待吉姆吗？
8. “洗得太温柔”属于身体虐待吗？
9. 这位女士认为玛吉很臭。她患有痴呆症，你仍应该认真对待她吗？
10. “你不可能把一切都考虑在内。”你怎么看待这个观点？

你现在在做什么？

在上一章中，我们讨论了如果一个人的安全感被剥夺或受到伤害，就是受到了虐待。我还指出，如果我们没有充分意识到自己行为的后果，就会产生虐待行为。虐待有很多种形式，以下是最常见的几种形式：

- 身体虐待

  打、踢、咬、挠、推、猛抓、拉头发、刺伤某人、不当地触摸。

- 社交—情感虐待

  忽视、威胁、操纵、欺凌、贬低、怠慢、传谣、取笑、厌恶。

- 性虐待

  袭击、强奸、调戏、强制展示性行为、骚扰、暗中监视。我在这里写的是性虐待而不是性滥用，因为每个人都更熟悉这个概念。

哪种形式最糟糕？当我问学生这个问题时，性虐待几乎总是被认为是最严重的形式。排在第二位是社交情感虐待。身体虐待排在最后。实际上，我提出这个问题很奇怪，因为它事实上是不公平的。如果我们一致同意某人的决定——他所认为的是虐待，那他也会定义什么是最坏的。在依赖护理的患者所在的机构，我们要警惕身体虐待的后果。

它们通常是可见的。想想那些瘀伤、扯掉的头发、伤口、头上的肿块、出血、骨折。你可能想知道这是否是由某人自己的行为、其他患者的行为或是你的行为造成的。在下一章中，我将回过来谈谈社会心理后果。

性虐待造成的影响是多方面的，身体上的表现形式有时候并不太明显。然而，对未成年人或依赖护理的患者的两个明显的影响是性病和怀孕。社会心理后果也有许多，我将在下一章中再次对此进行讨论。

如果我们看一下社交情感虐待，大多数护理人员会说这很少发生。我们为什么会这么想？因为我们是，或者至少是想成为擅于社交和移情的，而这类虐待行为根本不符合我们的专业思维。我已经提到了一些例子：忽视、威胁、操纵、欺凌、侮辱、疏忽、八卦、嘲弄、轻视，我们无意识地在这样做。我们认为只要患者“清楚”他想要什么或他有什么问题，我们永远不会忽视寻求帮助的请求。然而，行为科学家经常建议忽视患者的具体行为，他们认为这是让患者学习或忘却某事的重要方法，所以在这方面，他们不使用虐待这一术语。但我个人认为，忽视的后果是最严重的。精神病医生可能会有更大的虐待患者的风险。如果某种障碍行为不“属于”DSM-5 所描述的“症状”行为之一，那么他的建议可能是忽视这一行为。DSM-5 也被称为“精神病学圣经”。当提到“症状”行为时，我也会怀疑某些精神病学家和心理学家描述的准确性，护理人员认为他们清楚地知道患者的情况，了解什么对患者是好的，什么是不好的，然而情况并非总是如此。

反思题

1. 你的工作中是否涉及身体、社会情感和（或）性方面虐待?
2. 这三种形式对你来说有区别吗?
3. 你是否曾在一个或多个领域虐待过患者?
4. 如果回答“是”，你能或敢于告诉你的团队吗?
5. 如果你曾经虐待过患者，为什么对彼此敞开心扉很重要?
6. 如果你告诉同事你虐待了患者，你会冒什么风险?
7. 有患者曾经虐待过你吗? 你能解释一下这种感觉吗?
8. 你有没有设想过可能会虐待患者? 你的反应是什么?
9. 你在护理工作中是否足够关注虐待行为?

你知道吗?

很显然，虐待会产生一些后果。如果有人被推下楼梯，就会有一些可见的生理后果，比如瘀伤、肿块、挫伤或骨折。此外，这样一推还会带来不良心理后果，诸如恐惧、对某人的信任度降低、焦虑或内疚。事实上，在遭受虐待后，受虐者经常从自身寻找原因。

虐待行为的潜在后果常分为三类：

- 身体方面

  瘀伤、骨折、创伤、挫伤、肿胀、刺伤、对他人实行身体暴力以及攻击性行为。

- 社交情感方面

  社交障碍、孤独、退缩、焦虑、欺凌、不相信别人、有额外的“压力”、自卑以及苛求行为。

- 性方面

  性病、怀孕、尿路感染、害怕触摸、卖淫、孤僻、对自己的身体感到羞愧以及性诱惑行为。

此外，还有其他交叉型后果，例如，睡眠障碍、暴饮、暴食、自残、撞击头部、抑郁、上瘾、自卑、孤独、攻击、反社会行为，“不守规矩的”行为、记忆障碍、注意力问题、疲惫、极端改变的行为、以负面行为寻求关注、自杀行为以及犯罪行为。

这些后果看起来非常可怕。每个人都会感到孤独、敌意或经历伤痛，有时会感觉自卑，有时会很累。但即便如此，也并不意味着遭受到了虐待。我们如何判断一种感觉或行为是否“正常”，或者是否意味着遭受了虐待?

你应该时刻保持警惕，去发现可能存在的问题。一个依赖护理的患者不能用我们可理解的方式来表明问题，那么我们最不应该做的就是忽视他们的信号，否则患者如何表明我们的护理行为给他们造成的影响呢?

虐待行为的其他因素有:

- 谁虐待了你? 你可以想象一下，如果你被一个你信任的人或一个你几乎不认识的人虐待，你的感知会有何不同。一个你永远不会想到的人的虐待行为会对你产生更大的影响。

- 在什么情况下有人虐待你? 是在你信任的、安全的环境中吗? 是在夜晚的街上吗? 是在护理过程中吗? 是在紧闭的门后还是在一个大的群体里? 你可以想象一下所有这些都会产生影响。

- 即使施虐者无意造成你的痛苦，但你仍需明确他施虐的原因。是因为你虐待过他吗? 是因为他或你，认为你是“罪有应得”? 那是因为他是一个对你来说“最好的”护理工作者吗?

- 最后，虐待的方式会带来更多的后果。例如，你是否在受到身体虐待的同时遭到辱骂吗？你曾被多个同龄人欺凌过吗？你真正需要的某个人是否再三忽视你的信号？

如本章所述，虐待行为可能有许多可见的和不可见的后果。最重要的是，影响的严重性只能由正在经历或经历过虐待的人来决定，没有客观上严重的或不那么严重的后果，所有描述的后果也都是信号，我将在下一章深入探讨这个问题。

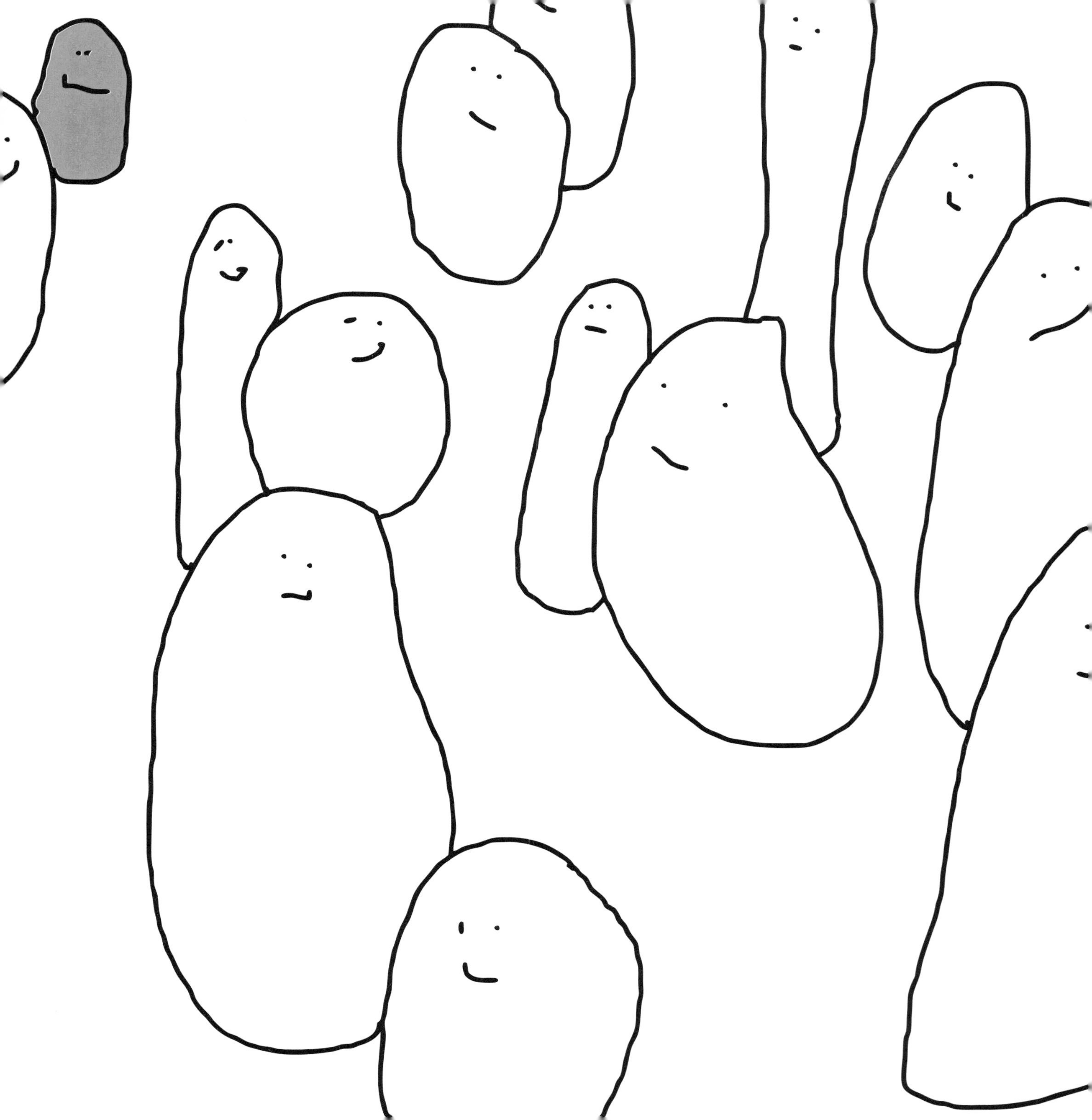

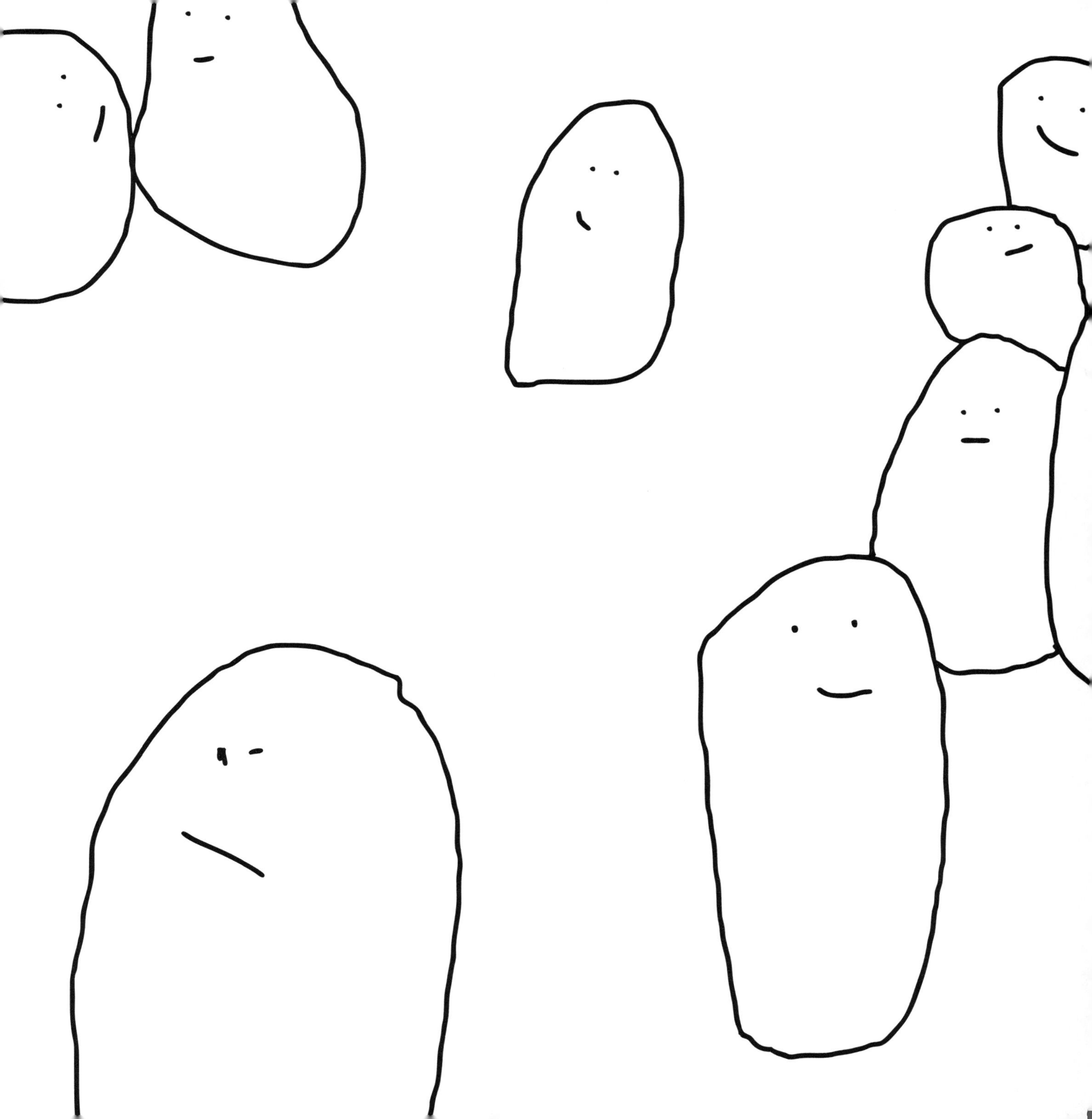

小心

正如前一章中说的，虐待会导致很多后果。如果某人有瘀伤，这可能是身体虐待的后果。就像某人背上有几处深深的抓痕，或者一绺头发不见了，这些后果是清晰可见的，但是你也可以把这些看作是信号。

识别“非身体信号”是很困难的。这就要求我们不仅仅是用眼睛仔细看。为了“看到”这些行为，我们必须对虐待的后果有必要的了解，我们当然更容易注意到行为的后果，而不是发出的信号。可以想象，如果有人遭到殴打，后果就是他可能会害怕再次被打。我们已经知道了许多关于采用身体暴力的原因，比如如果有人被殴打了，他以后可能会打别人。换句话说，如果有人使用身体暴力，可能是以前经历过身体虐待的一个重要信号。此外，对某事物上瘾可能是过去的经历所造成的。成瘾是一种信号。当一个人有所谓的“暴饮暴食症”时，我们可以把这看作是一种信号，表示他曾有过痛苦的、悲伤的经历。当某人感到沮丧的时候，我们会从过去的痛苦和悲伤中寻找原因。

我们无法轻易地识别出大量的后果或信号。例如，如果某人表现出行为的极度转变，我们不会马上想到这个人可能曾被欺凌过。如果某人很自卑，我们更有可能认为许多人也是如此，而不是把这看成是他经常被忽视的结果或信号。在另一个案例中，有患者与他周围的人展开越来越多的“斗争”。

你有没有想过这可能是社交情感虐待的信号？或者，如果患者经常不好好吃饭，这是否意味着他曾被迫吃光盘子里的所有东西？

在性虐待中，生理影响通常是性虐的信号。如果一个男人的肛门撕裂，这可能是个信号；如果一个 13 岁的女孩怀孕了，这是个明确的信号；孩子阴道瘙痒可能也是个信号。

但很多社交情感虐待的后果不易识别。例如，如果有人表现出“性挑战”行为，我们不会立即认为这可能是性虐待的结果。如果有人卖淫，我们是否会停下来想想他们曾有过糟糕的经历？对性虐待及其后果，人们仍存有许多偏见。人们认为，这些受害者避免性侵犯的情况，对有些人来说情况并非如此。

了解这些虐待行为的影响和信号是很重要的，这样我们能更好地识别患者的信号行为。我想强调三点：攻击性、自残和自杀未遂。

攻击行为和自残

在护理机构中，攻击行为很常见。如果你和护理人员交谈，每个人都有过被患者攻击的经历，无论是口头的还是行为上的，他们已经习以为常。护理人员说，“这只是其中的一部分”。这已成为他们工作的一部分。然而，大多数情况下都要避免患者产生攻击性。通常极度依赖护理的患者只有因为过去的经历或在当前感觉遭到虐待的情况下，才有可能发出信号。参见“这让我没有安全感”一章中的洗澡案例研究。

攻击行为的另一种表现是自我伤害，你实际上也可以把它描述为攻击性。这是一种对自己而不是别人的攻击。例如，患者咬手、拉扯头发、暴饮暴食或割伤自己。自我伤害是对自己的一种非常激进的攻击形式，不仅使自己感到刺激和痛苦，而且对于那些目睹这种行为的人来说也是如此。关于自我伤害及其治疗方法的书有很多，但不幸的是，人们经常忽视这一行为，因为他们认为患者“只是”在要求得到关注。当他表现出这种攻击性时，我们不应该“教”他“自行其是”。正如我之前所描述的，你知道不小心割破了手指很痛，现在你必须想象某人有意地割破手指来作为一种信号。我们对这个患者的“倾听”有多糟糕？一个人“应该”怎样做才能将他的更深层次的问题清楚地告诉我们？我们将不得不积极地倾听，仔细地观察，作为护理团队相互之间广泛地进行交谈，尽一切努力去了解自我伤害背后的原因。患者有权利让我们帮他摆脱这个明显很痛苦的孤立状态。

案例研究

小丑

遭受到舅舅虐待之后，我在晚上经常用头撞床柱。回想起来，这是我表明问题的信号。我记得很清楚，尽管我不是故意这么做的。因为这个信号无人理解，而且有时因此挨打，所以我不得不停止此信号。结果我不断地用更多的负面行为寻求关注。我经常在枕头上使劲地来回摇晃脑袋，这让我陷入了一种恍惚状态，无法停止。我的哥哥和我睡在同一个房间里，他很生气，喊我必须停下来。现在回想起来，我能理解他的反应。除了这些生理信号之外，我还偷了妈妈的钱，并且开始撒谎。当然，我经常被抓到，结果受到了更多的惩罚。我也竭尽全力变得特别友好和有趣。我在外面的角色是小丑。许多人被我逗笑，这最终使我得到了关注。然而，我并没有注意到内心深处的问题。“对于一个有趣的快乐男孩来说，他难道从没经历过不好的事情吗？”不知不觉中，我用快乐来隐藏内心痛苦的方式。正如你所看到的，除了直接讲述发生在我身上的事情之外，我发出了很多信号。即使我有话可说，我也绝对不能说。在下一章，我将讨论“为什么会这么沉默”。幸运的是，我不是一个依赖护理的患者，我可以找到很好的方式来缓解我的情感痛苦，但这个代价太大了。我无法轻易忘记我的痛苦，可以说我被困在了痛苦之中。

对于极度依赖护理的患者来说，只能通过生理信号反映内心痛苦。他们要付出多少代价才能让我们明白有问题？他们需要付出许多努力。有时，他们必须忍受额外的痛苦，才能让我们放下手头的事情进行反思。下面我特别想强调另一个可能的后果，也是一个遭受虐待的信号：

自杀未遂

那些内心极度痛苦的人会提出想要自杀。最初这个“愿望”是由环境引起的。人们经常咨询专家来解决和避免这种风险。如果一个人，特别是亲近的人提出要自杀，对我们所有人都有很大的影响。如果患者说他想要自杀，我们当然会震惊，很难接受有人会“希望”死亡。我们想阻止他这样做，因为我对这个“愿望”有清晰的认识。有些说想自杀的人其实根本不想死。因此，选择自杀的人会发出一个重要的信号，那就是他再也不能忍受这种痛苦了，这与“希望”死亡有本质上的区别。他的痛苦是如此巨大，以至于他想放手。他必须停止这种痛苦，而唯一方法似乎就是死亡，这样似乎就什么痛苦都没了。我们不应该只关注某人的自杀念头，而是要关注于某人的痛苦。

在我的实践中，性虐待的受害者经常提到自杀，这实际上是在向我们表达强烈的痛苦和悲伤。

案例研究

议事日程

我曾服务于一位经常说要自杀的患者。对她来说，她只能用这种方式来表明：“我感到极其痛苦，我真的不能这样生活。”于是我进一步去深入了解这种长期的内心痛苦。

我从来没有主动地阻止她自杀。事情比这更严重。她在第一次面谈结束时非常认真地说，她将在下一次会面的前一天自杀，然而，下一次她来赴约了。她说她下周会自杀，但是每周她都“像往常一样”到达我的诊所。她曾一度暗示，她将在三周后的某一天结束这一切。但是我们的面谈还是每周一次，而且期间的约会她也来参加。三周之后我“像往常一样”在访谈中见到她。我从来没有当面质问过她几周之前所说的话，只是很高兴她总是能够来赴约。她计划自杀的时刻（她把日期写在日记里）也越推来越远；比如改成她儿子的生日、圣诞节或是她妈妈的生日。这种情况持续了将近一年。她至少 15 次表示过想要自杀，但是她最终没有这么做，并慢慢地能够承受得住她的痛苦。

外界经常认为：“那些说要自杀的人永远不会自杀。”但是我并不这样认为。患者如果指定了一个明确的日期自杀，那么可能他就能熬过此前的那段时间。“我可能需要在一周后才能决定结束这种痛苦。”正是这样的想法支撑着患者。“我终于可以在设定的日期结束我的痛苦了。”如前所述，“几乎没有人想死”，上述案例中的这位女士也不想死。我通过倾听她的经历，试着理解她的痛苦来帮助她。通常，我们唯一能做的就是积极地倾听。

没有人能改变已经发生过的事情，没有人能抹去或带走痛苦的经历。你可以试着“像往常一样”对待另一个人。对于患者而言，宣布自杀是个强烈而又痛苦的信号，而且对他周围的人来说也是如此，因为他们经常不知道该做什么。患者当然不会突然就发出这样的信号，通常在此之前他也发出过信号告诉你出现了问题，但是这些信号没有那么激烈。我们必须问自己：他究竟经历了多少无法解释的痛苦，才不得不萌生一个“自杀的念头”？得到的唯一答案就是，患者肯定是受了极大的痛苦才会想要自杀，而我们需要去了解他的痛苦。

反思题

1. 虐待造成的影响也可被视为信号。你如何看待这个观点?
2. 我提到了一些虐待的显著影响。你能再说出一些吗?
3. 患者曾虐待过你吗? 现在对你还有影响吗?
4. 在这种经历之后，你是否会以不同的方式来对待那位患者?
5. 虐待的影响和信号包括可见的和不可见的。你的团队如何处理虐待的可见影响和信号?
6. 是否应该通过约定使得无形的影响和信号可以通过可见的方式呈现出来，那么这项约定应该包括哪些内容?
7. “自我伤害”行为是很难理解的。如果患者表现出这种行为，你在工作中是否对此有一些看法或解释?
8. 你如何应对自我伤害行为?
9. 你的患者是否承认过自杀的想法? 你是如何应对的?
10. 你的团队是如何讨论这个问题的? 有制定什么协议吗?
11. 你有时会听到，“你不能把经常谈论自杀的人太当真。”你是否同意这个观点?

为什么有人会被虐待？为什么这种事情会发生在这个人或经常发生在某些人身上？对此没有现成的解释。在有些情况下，有些人成为受害者的“风险”更高，而在另外一些情况下，这种“风险”更小。这与有些人相对来说很容易沉默，而还有些人很难或根本无法沉默有关。对于施虐者来说，那些能轻易地讲述自己的故事，或生活在开放的社交网络的人没什么“吸引力”。这说明，施虐者是蓄意虐待，而且会挑选受害者。很不幸，通常事实的确如此。对于那些生活得很孤立的人，诸如依赖护理的患者来说风险更大。我在前一章中已经表明，原则上，有意识和无意识地虐待并没有什么差别，所以我想告诉那些经历过所谓的无意识虐待的患者一个事实：即使护理人员的虐待行为是无意识的，但是他事后也可能会记得他曾有过越界行为，至少他应该知道作为专业人士不应该无意识地行动。通过深刻反思自己的行为，他更有可能会意识到自己行为的后果。而且护理人员还可能会无意识地忽视患者发出的信号，尽管这不能也不应该在专业环境中发生。我们护理人员对依赖护理的患者的幸福负有很大的责任。

所有护理关系中都有权威、权力和滥用权力的现象。

- 权威

  权威指护理人员有权并且有资格做某事。这是护理双方都默认的事实。

- 权力

  权力指护理人员有能力做某事。他有能力，这是他的职位所赋予的。

- 滥用权力

  滥用权力指护理人员能够以损害他人利益为代价谋求自身利益。这种情况更多的是无意识的，而不是有意识的。

在滥用权力的定义中有两个重要的因素，即满足个人利益和损害他人利益。故意虐待显然是为了满足个人利益。滥用权力的人可能知道所作所为会伤害患者，让他感到痛苦、悲伤、孤独和无助。在我们的社会中，滥用权力显然不是积极的行为，而且正是护理行业所反对的。从定义上讲，护理人员是社会性的。“社会性”这一术语与“损害”是相反的。滥用权力是反社会的。因此，滥用权力者会提前决定将与谁接触，确保潜在的受害者既不愿意也无法告诉他人发生了什么。按照定义，那些极度依赖护理的患者，诸如发育年龄为 0~3 岁，或处于老年痴呆症晚期的人，就属于后者，他们无法告诉他人发生了什么，甚至连话都说不了。这些弱势群体最容易遭受权力的滥用。交流和倾诉在我们的文化中尤其重要。

虽然患者发出的信号常常让我们难以理解，他们应该用其他的方法来说明问题，但是依赖护理的患者发出信号的方式很有限。显然，一个人越依赖他人，被虐待的危险就越大。

还有一些患者能用语言表达，但却无人倾听，他们也是潜在的受害者。他们的话语和故事根本没有人倾听，也没有人相信。例如，你可以在孩子们身上看到这一点。犯罪分子会试图事先查明潜在受害者是否是“独自一人”。与注重倾诉和分享的家庭相比，那些几乎不互相交谈的家庭，给犯罪分子提供了一个绝佳的机会。不习惯被倾听的人会对罪犯的“关注”更加敏感，因为他在日常生活中没有充分得到关注。此外，那些地位“高于”受害者的人也更有可能滥用权力。他从经验中发现自己很容易获得他人的信任。如果这种情况出现在护理服务的情境中，那么护理人员就比患者更容易获得信任，而且如果患者还表现出了“问题行为”，那么人们会信任谁就很明显了！犯罪分子选择特定的受害人的另一个重要原因就是他可以轻易地让受害者保持沉默。其中一种方式就是威胁受害者，如果他对外界说了什么，就会造成可怕的后果。受害者经常无法通过说话来评判他是否真正面临危险，所以出于恐惧他反而保持沉默。

对于为什么最终受害者不会迅速地说出真相，我想描述三个主要原因：依从感、内疚感和羞愧感。

依从感

依从的定义之一是对另一个人无条件地依赖和顺从。依赖和顺从密切相关。依从是符合患者“利益”的，因为如果不这么做，他可能得不到必要的服务，比如食物、饮料、爱和安全。依从最明显的形式是血缘关系。无论发生什么事，孩子都依从于自己的父母或监护人。如果不这么做，事情可能会对他不利。他可能得不到食物、住所、温暖和爱。根据马斯洛的理论，这些都是基本需求。孩子因为害怕得不到爱，不会马上说他被邻居们虐待，这些都是无意识的恐惧。这些依从感也对依赖护理的患者也有同样的影响。如果护理人员虐待他，他不会坦率地说出自己所遇到的问题。不过他会发出自己的信号，来表明出现了问题。

内疚感

对内疚概念的描述之一是有人认为或感觉自己是造成不愉快局面的原因。被虐待的患者经常感到内疚。这是因为他们对自己的处境知之甚少。想想那些父母离异的孩子们，许多人发现这些孩子经常感到内疚，他们竭尽全力避免父母离婚，他们不希望父母分开，于是把父母的婚姻纠纷归咎于自己，并且始终想表现得最好。这些内疚感也出现在护理行业。患者觉得“我的护理人员生气是我的错。这都怪我，因为我没有听他问我什么。”如果护理人员直接告诉患者：“这是你自己的错，因为你不听我的！”，那么会给患者带来的额外的心理负担。

如果你感到自责，你就很难谈论发生在你身上的事情，只能通过信号来表达这些感觉。

羞愧感

羞愧的定义之一是害怕因为你的所想、所说、所发现的以及你的行为而被厌弃。特别是这种恐惧会阻止被虐待者大声说出自己的经历。“当我告诉他们发生了什么事时，人们会怎么想？我也有要被指责的地方，而且指责我的人是我所忠于的人！”几乎没有人喜欢谈论让他感到羞愧的事情，这可能会使他被厌弃。羞愧在这儿扮演了一个额外的角色，因为许多受害者认为是自己的“愚蠢”导致了事情发生。“我本可以阻止这件事情，对吗？”正如你所读到的，患者不会马上告诉你发生了什么或已经发生了什么。那么了解问题的唯一方式就是关注其信号行为。

案例研究

契约

在关于我个人经历的那一章，我说过舅舅在第二次虐待我之后给了我一枚硬币。我郑重地写下，“秘密契约在此时此地已签订”。下面是我为什么没有告诉任何人的一些原因。

- 依从感：这是我的舅舅，是我母亲的兄弟，因此是家人。一个大家都喜欢并认为有趣的舅舅。

- 内疚感：我是个很难相处的孩子；正是因为我，我舅舅才伤害了我。我拿了钱，就完全对这种情况感到内疚，但是我本不想要拿的！

- 羞愧感：我做了什么？是我让这一切发生的吗？甚至勃起了，我本不会觉得那么糟糕，但是我害怕如果我告诉别人发生了什么事，人们不会相信我，而且会讨厌我。

1990–1999 年间，我作为个体护理工作者，服务于性虐待受害者。在这里我想要表达的是，依从感、内疚感和羞愧感有时会导致受害者需要很长时间才能摆脱痛苦和悲伤。

案例研究 可怜的父亲

露西是个 40 岁的女人，出生在一个养育了三个女儿和两个儿子的农民家庭，她是老大。她住在一个小村庄，结婚 16 年了，并且有个儿子。露西通过医生推荐转诊到我的诊所。这是她的故事：我的父亲自我 5 岁起几乎每天都对我进行性虐待，一直持续到我结婚。我在 21 岁生日那天结婚了。当我丈夫上班的时候，父亲经常来看望并虐待我，幸好不是每天都来，但每周必定有一两次。一年前，性虐待终于结束了。是在我把一切都告诉医生之后结束的。医生背着我打电话给我父亲，告诉他别再骚扰我。当时我从来没有这么害怕过，我担心父亲会对我，还有对我的兄弟姐妹们和母亲非常生气。而且他身体不好，我不敢去想，如果我把自己的经历告诉了医生，可能导会致他心脏病发作，那样我会感到更内疚。父亲很长一段时间没有再来我家。几周后，我问他是否愿意再来。他说他愿意来拜访的条件是我答应不再跟医生说话，因为医生反对他来看我。他甚至哭了，我真的为他感到难过。而母亲认为我把自己的经历讲了出来，就把他们都毁了。

以上都是露西在访谈中所叙述的真实故事。我的第一反应是，她把这一切都告诉了我，真是太不可思议了，在之前的那段糟糕的就医经历后，她再次有了勇气。我必须明确地向她保证，我决不跟她父亲联系。这个承诺对我来说并不难，因为我知道如此深刻的经历所带来的恐惧和忧虑。她现在在我这里接受治疗大约有两年了。

当我向学生讲述这个故事时，学生经常会问同样的问题："她母亲知道这件事吗？她和朋友讨论过这件事吗？为什么她的丈夫没有注意到？她的丈夫真的不知道吗？她为什么不告诉丈夫？孩子是她丈夫的还是她父亲的？"他们发表了评论，诸如"没有人注意到这一点，这是不可能的。这位父亲真是个混蛋！她的母亲也应该受到责备。"我的回答是，她的母亲知道但无法阻止这种虐待，似乎她母亲小时候也曾受到过多年的虐待。露西在我这里接受治疗的前一年，就把这些年来发生的一切都告诉了丈夫。孩子绝对是她丈夫的。我可以理解学生们的问题。

事实上，他们提出问题就是为什么受害者不能轻易说出受虐经历的原因。这些诱导性的问题只会证实她心中更多的内疚感和羞愧感。露西是多么"愚蠢"，让一切都发生了这么多年？这是她自己的错！如果这里特别强调学生的评论，"不可能没有人注意到"，你会发现这样的评论只会给她额外的内疚感。她显然本应该让大家都知道这件事！当然，露西频繁地给出信号，比如情绪沮丧、过度旷工、经常自残、几次企图自杀，但显然没有人调查她的背景情况来探究这些信号。在她的个人生活中的所有人，比如学校的社工、她的医生以及所有的老师、牧师和朋友，都没曾经想过她可能遭受性虐待。回想起来，当她的朋友们听到这个故事时，他们无法理解为什么她从未告诉过他们。他们仍然是朋友！谁应该为这种情况负责？当然，首先是她的父亲。但那些忽视了这么多信号的护理人员事实上并不是完全无辜的。而鲁思本人呢？她永远不应受到责备，她毫无选择。

反思题

1. 你是否曾经为某件你不应该受到责备的事而感到内疚?
2. 你是否曾经为你瞒着最好的朋友的某件事感到羞愧?
3. 你对谁最依从?
4. 这个人有没有变得和以前完全不同了?
5. 你依从于你的患者吗?
6. 你的患者依从于你吗?
7. 你上次虐待患者是什么时候? 想想那些“小”事。
8. 你和同事讨论过这件事吗?
9. 你能想象一下对强迫患者保持“沉默”吗? 想想那些“小”事。
10. 为什么露西沉默如此之久?
11. 为什么她在这么多年后告诉我她的故事，让我觉得特别不可思议?
12. 当你说你认为她父亲是个混蛋的时候，她会怎么想?

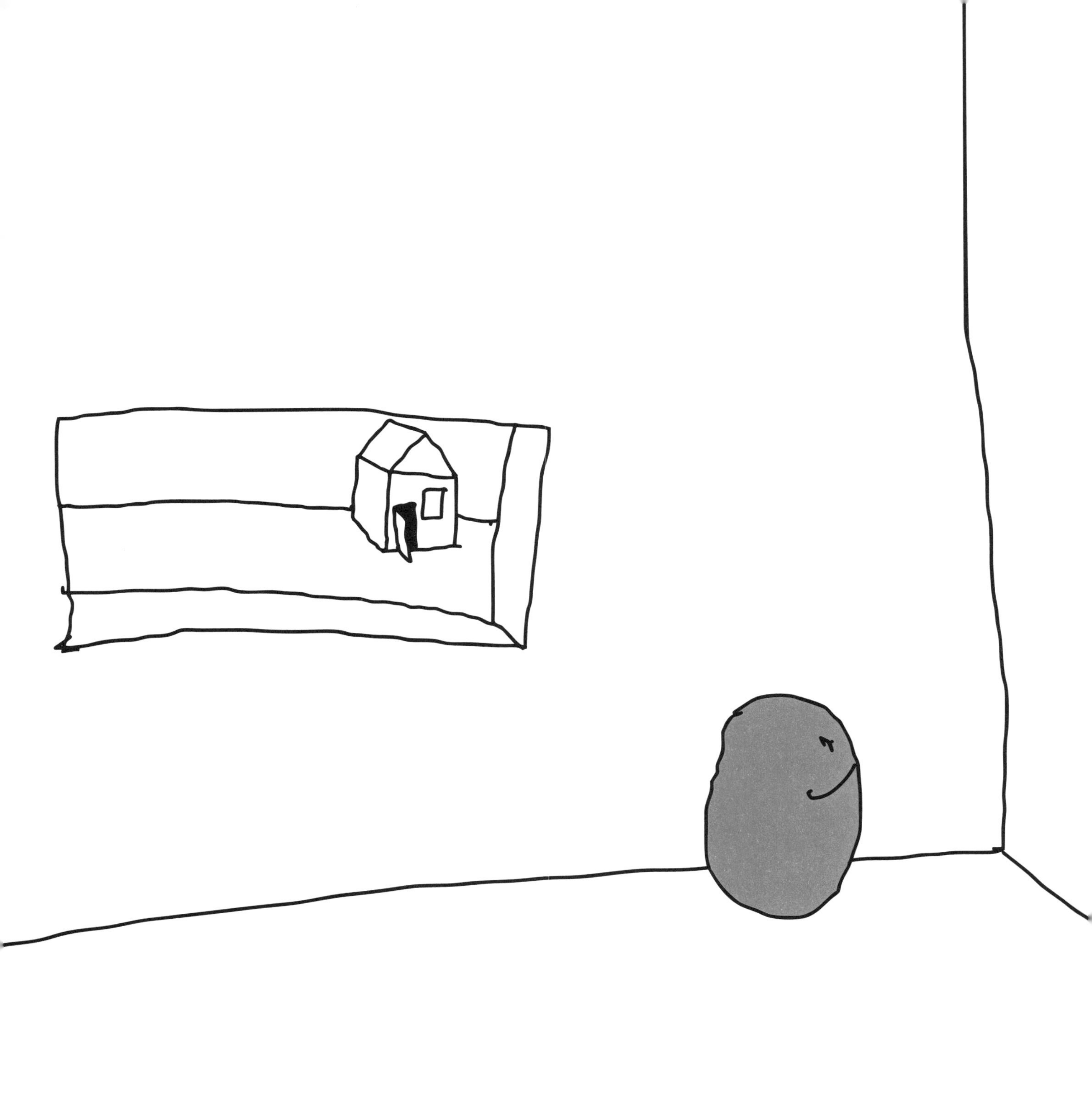

当被护理人向你“报告”被虐待的时候，你会做什么？我这里用引号是因为很多时候你不可能真的收到他的报告。“报告”可能是被护理人通过信号行为来表达的，因此你会怀疑自己有没有理解正确。从之前的章节中我们可以明确这一点：被护理人在向护理人员“报告”自己的遭遇之前不得不克服许多心理障碍，例如恐惧、依从、内疚和羞愧。其中恐惧很可能是被护理人沉默的主要原因，因为那时我们无从得知他是否受到了威胁。特别要强调的是，本章节提到的虐待包括各种形式，例如身体虐待、社交情感虐待、虐待和性虐待。被护理人向你“报告”他的遭遇，这可能是一种他自发的表达。这时你可能会表现出对这件事的怀疑，因为你其实是想确认它的真实性。在听到这种事的时候，下意识地去确认是很自然的事。但你会发现你的这种确认会使他很快表现出恐惧、依从、内疚或者羞愧，然后他可能会立即收回最初的话。如果他这么做，不要把他看成是在吹牛或者撒谎。我担心的是，他在自发的“报告”之后可能会再次忍下所有的事。在这种情况下，建议你应该尊重他说的话，甚至需要接受他的否认。不要因为他顾左右而言他而生气，这只会适得其反。事实上，被护理人最初向你“报告”某件事情其实就意味着信任的开始。正如我在本书中所言，对于大多数的被护理人来说，能够说出他们的“故事”已经是一个巨大的进步。

以我为例，我有一次差点把我被性虐待的遭遇告诉一个阿姨，因为有一次见面时，她说她觉得我除了和母亲关系紧张之外，身上肯定还有更多的问题。

听到这里，我本打算说出这一切，但基于前一章所述的原因，最终还是退缩了。我当时想的是，“我知道我能告诉你我的故事，因为你可以看穿我其实还有事情隐瞒。”最终，我还是没有告诉她，我只是把它藏起来了。

另一个重要的建议是，如果被护理人向你“报告”自己的故事，永远不要去主观判断。你不能裁决什么是真什么是假，你只需要决定你是否选择相信他。

我举个“报告”的例子。一位被护理人向你倾诉，说他被你的一位同事欺凌。这位同事在你看来是一个风趣幽默的人，经常喜欢捉弄别人。你很可能会说这位同事不是欺凌，只是偶尔开玩笑。你的回应对这位被护理人意味着什么？他不再会轻易告诉你他遇到的问题，因为你断然否认了他的感受。你做出这样的回应是你的主观判断。在同样的情况下，这位被护理人说他被一个你觉得很烦人的同事欺凌。你正好看不惯你同事行为，而且对他的“戏弄”感到厌烦。在这种情况下，你可能会说你的同事的确爱欺负人，你会追究他的责任。这时这位被护理人很有可能由于前述原因收回最初的话。在这种情况下，你也是主观判断。你应该做什么呢？试着顺着他的话说，让他尽可能地去表达。当他说被同事性侵犯时，你很有可能比听到他被欺凌更震惊。从专业角度来说，我觉得这样是不正确的。事情有多么严重对你来说都不重要，那是事件亲历者需要消化的。你的第一反应可能是震惊和难以置信，这是可以理解的，但尽量不要表现出这些感受。

你的第二个反应可能是想尽快帮助被护理人摆脱性虐待。这也是可以理解的。但其实作为护理人员，你很可能无从下手。我们的最终目标显然是为被护理人营造安全的环境，但不幸的是，更常见的结果是你不得不“接受”这样的事实：他所遭受的虐待可能会继续持续。正如我先前所言，被护理人可能会“撤回”他的“报告”。

以下是我就如何处理被护理人的“报告”给出的一些建议。这些建议是基于上述发现、理论知识以及我作为心理顾问和受害者的经验。在护理人遭受不公时，我们自然想要采取行动来帮助他们。在这种情况下，作为护理工作者需要克服自己的本能反应！

- 永远不要质疑被护理人的“报告”

  最重要的是，不要辜负被护理人对你的信任。你应该假定他所说的一切都是真话。如果他能鼓起勇气说出他的“秘密”，你应该给他无条件的信任。信任并不意味着他说的都是事实。施虐是否是事实是需要向他人求证的，必要时甚至需要法庭的裁决。

- 被护理人永远不应该因为被虐待而受到责备

  被护理人经常觉得被虐待是自己的错。你可以对他说，无论发生什么事情，都不是他的错。

- 不要加重他的羞愧感

  如果被护理人表现出羞愧，请表示你可以理解。不要用任何语言或动作表情表达出你的震惊和沮丧，否则这只会加重他的羞愧感。

- 告诉被护理人他不是唯一一个受虐者

在不经意时告诉被护理人也有其他人和他有一样的遭遇，但不要直接说，只有在他自己开始说起的时候才提起。第一次讲自己遭遇“故事”的人，往往想知道他所经历的事情是否“疯狂”。

- 不要谴责施虐者

你应该控制自己的情绪，尤其要考虑到大多数被护理人所经历的依从心理。如果你指责罪犯，被护理人会因为告诉了你而感到更加沮丧和内疚。你只能说罪犯所做的是不对的。不要谈论那个人本身，而是谈论他的行为。

- 永远不要让被护理人保密“报告”

永远不要让这次倾诉成为你和他之间的秘密。受害者往往在强制保密方面有不愉快的经历，因此，他可能由于恐惧、依从、内疚和羞愧心理而往往要求你保密。此时你不应该承诺去将此事保密，但你可以保证未经他的允许你不会说出去，当然，这在很大程度上取决于他的心理发育年龄或心智能力。

- 问“开放式”问题，永远不要问“为什么”

避免那些只能用“是”“否”来回答的问题，这种封闭式问题有引导性，会让你的被护理人觉得必须回答。永远不要问他为什么没经允许就做了什么事，也永远不要问他为什么到现在才说出这件事。对于感到内疚的人来说，这尤其会增加他的负罪感。

- 永远不要直接质问施虐者

被护理人会因你此举而置于“揭发者”的境地，这可能对他的家庭、学校或单位情况造成严重后果。最后，你不能让这位受害者与施虐者当面对质，而应该让那些更了解局势的人，比如他的好友，去面对施虐者。

- 站在被护理人这边，尽可能地让他参与进来

和他探讨如何阻止虐待。如果被护理人心智较成熟（心理发育年龄为 12 岁以上），你可以和他进行理性的讨论，可以和他一起聊聊对后果的恐惧感，以及这是否合理。永远不要向他承诺绝对保密，因为那样你就再也不能和别人谈及此事。但是，你需要承诺你会照顾他。如果心智不够成熟（心理发育年龄不到 12 岁）的被护理人向你“报告”遭受过虐待，你应该向你所在机构内他的好友商议或者向疑似虐待和忽视儿童咨询委员会（SCAN）汇报。

- 尽量让被护理人做决定

在受虐时，他失去了对自主权，所以为了他找回自主权，请对他说你会和他商量经他同意之后再采取行动。向他解释你要和一些有能力阻止这位施虐的人们讨论这件事，并且在和别人讨论前先争取他的同意，哪些能讲、哪些不能讲。如有必要，与他的好友讨论。

反思题

1. 有被护理人曾经向你“报告”过受虐待吗？他是如何做的？
2. 如果被护理人向你“报告”受过身体虐待、社会虐待、情感虐待或性虐待，你会有异常的反应吗？
3. 哪位被护理人报告这一点对你来说有区别吗？
4. 你如何确定被护理人说的是否是真话呢？
5. 你为什么不应该主观判断呢？
6. 浏览一遍这一章给出的 10 条建议，并给出你的意见。
7. 假设这些观点写在协议中，你觉得如何？
8. 你是否确切地知道谁是被护理人的密友，他是做什么工作的？
9. 如果有顾问定期访问，观察并询问一些关于你对被护理人所做的行为，你对此有什么想法？

先相信，再看到

作为护理人员，我们最不希望发生的是有人虐待“我们的”被护理人。换句话说，我们都生怕护理他们有什么差池，更不用说刻意引起他们的痛苦了。尽管我们的出发点是好的，在这本书中已经很清楚地表明，但事实上引起他们的痛苦的次数比我们自己想象的要多。我列举了其中的一些原因。

- 不认真倾听被护理人的表达。
- 将患者档案视为绝对真理。
- 将专业人士视为最重要的信息来源。
- 给被护理人贴标签。
- 在被护理人身上花时间太少。
- 剥夺被护理人的自主权。
- 采取许多预防措施。
- 不把“问题行为”看成信号行为。
- 不充分地反思我们自己的行为。

在我们的文化中，我们得首先看到事实证据后才能相信一件事。但是与依赖护理的患者在一起，问题就来了：我们如何看，我们想要怎样看？我们如何能看到问题所在？只有我们相信有问题，我们才能更快地看到问题。这意味着，先相信，然后你才会看到！

我在本书中描述了许多案例。我很清楚，想要真正了解被护理人的情况通常是困难且费时的。如果我们能直接解释被护理人发出信号的真正意义，那该多好。在很多情况下，我们需要做的是遵循以下原则去更多地关注被护理人的行为。

- 我们必须相信我们经常“虐待”被护理人。
- 我们知道“问题行为”本身并没有什么。相反，如果我们称其为信号行为，我们就会取得进展。
- 我们需要经常与被护理人一起进行反思。
- 我们必须更多地反思自己。
- 我们需要反复提出关键问题。

我根据我的个人经历写了这本书。正如我在引言中所指出的，我没有提出现成的解决方案，事实上也不存在现成的解决方案。我真诚地希望，我们会竭尽全力把“问题行为”看作问题的信号；只有停下来思考，我们才能真正解决问题。

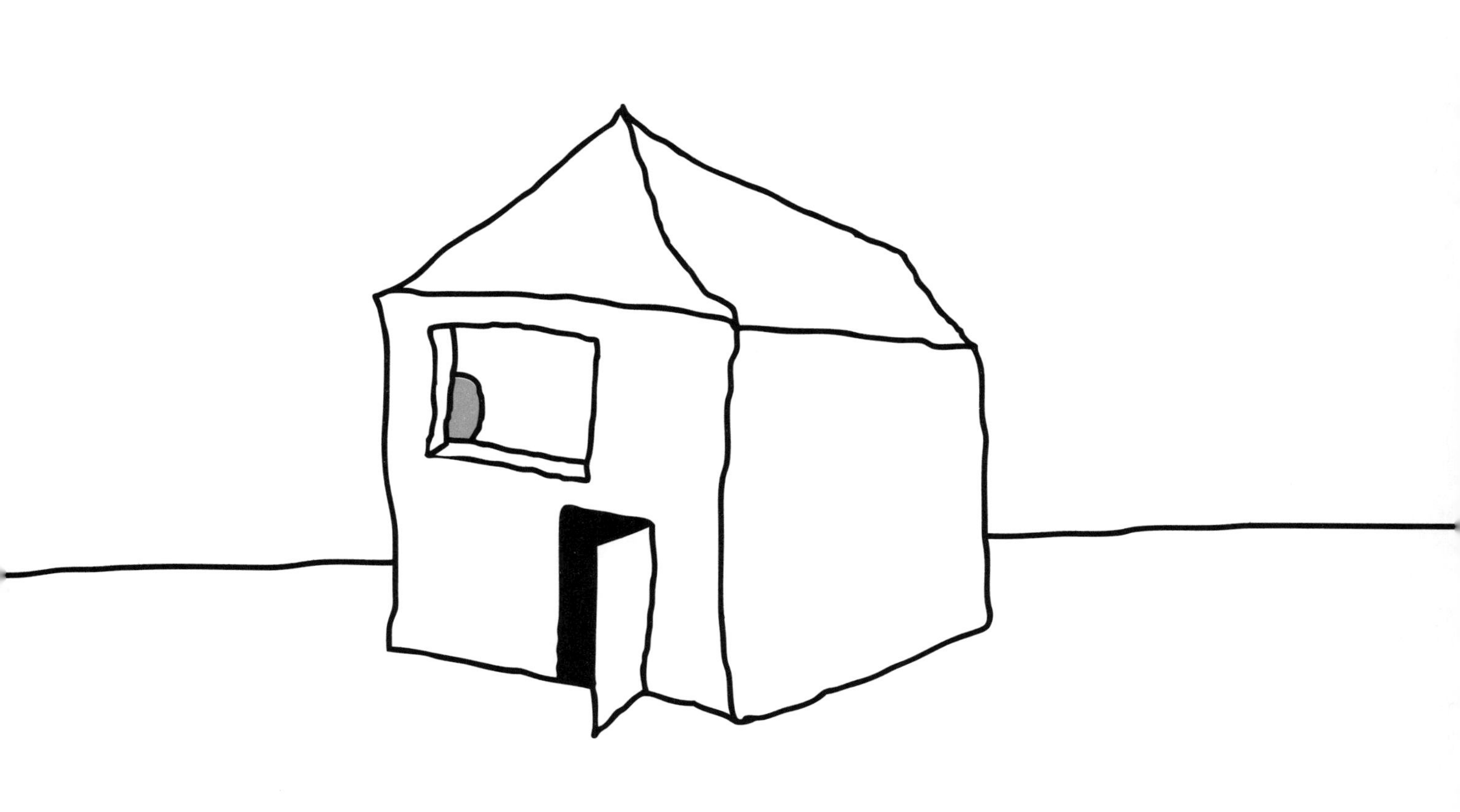

译者后记

随着中国老龄化浪潮的到来，养老问题已经成为每个家庭必须认真对待和思考的问题。很多老人对自己未来如何养老都深感焦虑，其实归根结底他们真正焦虑的是养老护理问题，即在自己生活不能自理或需要帮助的时候谁来提供我所需要的护理服务?

作为中国养老模式积极探索者的江苏耘林养老发展集团首家将荷兰“生命公寓”养老模式引入中国，耘林生命公寓净慧寺是全球第三十四个生命公寓项目，第三十五座无锡锡海珈苑、第三十六座无锡洋溪人家、第三十七座浙江余姚耘林生命公寓也正在筹建建设中，既传播代表世界最先进的养老理念，又让入住耘林生命公寓的老年人更有尊严、更快乐地过好自己的第二人生。

“生命公寓”养老模式是在人口老龄化、失能化速度不断加快的社会化背景下养老模式的创新。公寓内从康复医院到护理中心，再到超过 2000 平米的老人乐园，专业的生活配套一应俱全，衣食住行等方面也设想周到，乐老平价餐厅、咖啡馆、游泳馆、健身馆等休闲设施可以满足老年人的多层次需求。大多数娱乐设施都免费开放，部分收费项目通过菜单式收费模式管理，老年人可以通过个性化选择得到贴心的服务。从本质上来讲，耘林生命公寓的养老模式是一种居家养老模式。研究表明，年纪越大，老人越不愿离开原居住地，中国人“落叶归根”的思想根深蒂固，耘林生命公寓的模式就是让老人从退休开始直至去世，无需再搬家，又能解决丧失自理能力后的问题。

中国“生命公寓”创始人，江苏耘林养老发展集团董事长龚育才先生指出：任何一个社会资本都可以进军养老业，然而真正比拼的却是往往被人们忽视的养老人才的储备。站在老龄化风口的中国，养老产业面临巨大的机遇和挑战。一方面，进入老龄化社会后的中国，“银发”产业这把火会越烧越旺；另一方面，养老行业面临的人才短板又阻碍了中国养老行业的可持续发展，尤其是老年护理高端人才更是异常紧缺。养老护理员为对老年人生活进行照料、护理的服务人员。作为一门新兴职业，伴随全球老龄化社会的到来，养老护理员呈现需求大于供给的总趋势。但不可忽视的现状是行业门槛低，护理员多为小学或初中毕业人员，从业人员整体文化素质有待提高。

龚育才先生多次表示，用钱堆砌一个高档楼盘容易，要营造一个全新的快乐养老生态难。如果不能加强人才培训，全面升级耘林生命公寓各项养老服务水平，很难达到快乐养老的目的。所谓开弓没有回头箭，当硬件到位的同时，人才的培训也应跟上，才能真正从模式、理念、设计、医护人员、医疗技术等方方面面达到快乐养老模式要求。因此集团特地制定“人才培养”计划，第一批 23 名骨干人员被送往荷兰深造，他们必须通过荷兰的考核标准，只有他们有了切身体验，回来才能更好的言传身教。耘林生命公寓倡导的“快乐养老”理念，打造“泛家庭文化”，如今都在一步一步落实。在耘林生命公寓，他们就是要给老人一个有尊严的快乐的晚年生活。为了学习世界上顶尖的养老护理知识，深入体会荷兰的养老模式精髓，他们横跨亚欧大陆，在 110 天的时间里，行程超过 1 万公里，为的就是把先进的知识和理念带回国内，服务无锡的老百姓，他们就是耘林生命公寓“人才培养”计划的学员们。

显而易见，中国正进入老龄化社会，“银发”产业愈加火热。与此形成鲜明对比的是，养老行业面临的人才短板，最缺的就是一线护理员，而荷兰的养老理念一直被各国所尊崇，荷兰艾文思大学继续教育学院在欧洲在职培训领域处于领军地位。此次无锡耘林生命公寓斥巨资派遣骨干前往深造，意在学习荷兰快乐养老精髓，缩小国内与欧洲在养老护理服务上的差距。

此外，无锡耘林乐老护理培训管理有限公司、荷兰埃文斯大学继续教育学院和无锡太湖学院护理学院已开始着手共同制定符合荷兰“生命公寓”养老模式的康复及护理标准，对耘林生命公寓康复医院和护理中心医护人员及社区养老服务部的专业培训。更新养老护理员传统的照护观念，提高护理员的照护技能，通过专业化的照护提高老年人的生活质量。

本书的出版会让大家耳目一新的感觉，荷兰养老护理的人性化考量是我们需要认真学习和研究的。老年护理的终极目标是什么？为什么要提供个性化的护理服务？到底怎样才能体现对个体生命的尊重？我想大家读过此书后一定会有自己的感悟。希望此书的出版能对推动我们国家老年护理的发展有一点小小的启发和帮助，希望越来越多的中国老人能尽快享受到人性化的养老护理服务，我们也将在全国生命公寓养老模式推广和探索中予以实践及验证。

译者

2019 年 3 月

关于作者

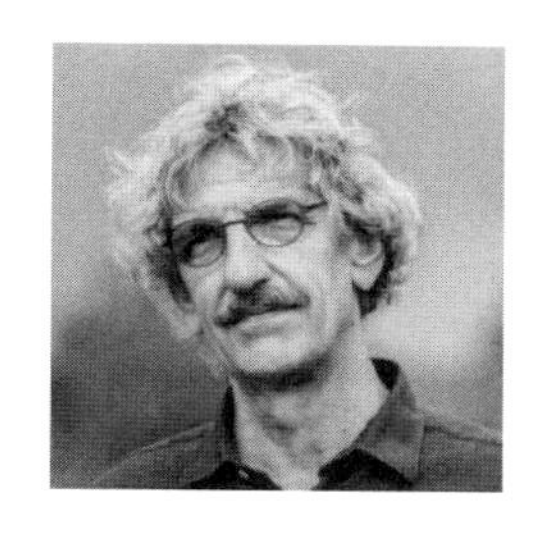

Geert Bettinger（1952）是一名为护理和福利机构提供团队指导的培训师，他引导护理人员以全新的眼光看待被护理人的“问题行为”。对于护理人员来说，将一个问题行为理解为一种信号行为是一种积极的挑战，他们需要能够创造性地改变自己的想法并且接受新的可能性。Geert Bettinger 也鼓励护理人员反思自己在护理工作中承担的职责。

他同时也是一名大学教师，在世界各地教授护理专业课程。本书原著为荷兰语，现已译成汉语、英语和罗马尼亚语。

在此之前，他曾在一所卫生福利学校担任护理协调员和教师，也是一名志愿心理咨询师，为性虐待受害者提供咨询帮助，为老年人提供志愿社工服务，为有心理发育障碍儿童的家庭提供护理服务。

他拥有社会工作学硕士学位。

Geert Bettinger 婚姻美满，三个儿子均已成家，现在是一位有着四个孙子的自豪的祖父。